子どもに学ぶ(3)

不登校

気持ちを聴いて、
わかって、
子どもの届かない声

二宮 恒夫 著

医学出版社

まえがき

私の大学生活は、抱いていたものとは違っていた。入学数か月後から気持ちが少しずつ落ち込んでいった。前期試験が近づいても準備に集中できなくなっていた。そのような様子を察知したのか、クラブ活動の友人が、毎晩、下宿に来るようになった。会話を交わすわけでもなく、私は机に、友人は畳の上に寝そべって教科書を開いて、時折「なかなか覚えられんわ」とつぶやき、「のどが渇いた、コーヒーあるん」と言って勝手に準備し、12時近くになると帰っていく。

自分の下宿で勉強したほうがよほど効率があがるのに、沈んだ人間の傍でいるのは苦痛ではないのかなどと思っていたが、そのうち友人が来るのが普通に思えるようになり、私からも声を出すようになった。

前期試験はたくさんの再試結果になったが、気持ちは回復してきた。

私に励ましのことばをかけるわけでもなく、ただ静かに寄り添ってくれた友人に感謝している。子どもたちと向き合う時、友人を思い出す。友人は若くして逝った。

二宮恒夫

二〇一七年三月

目次

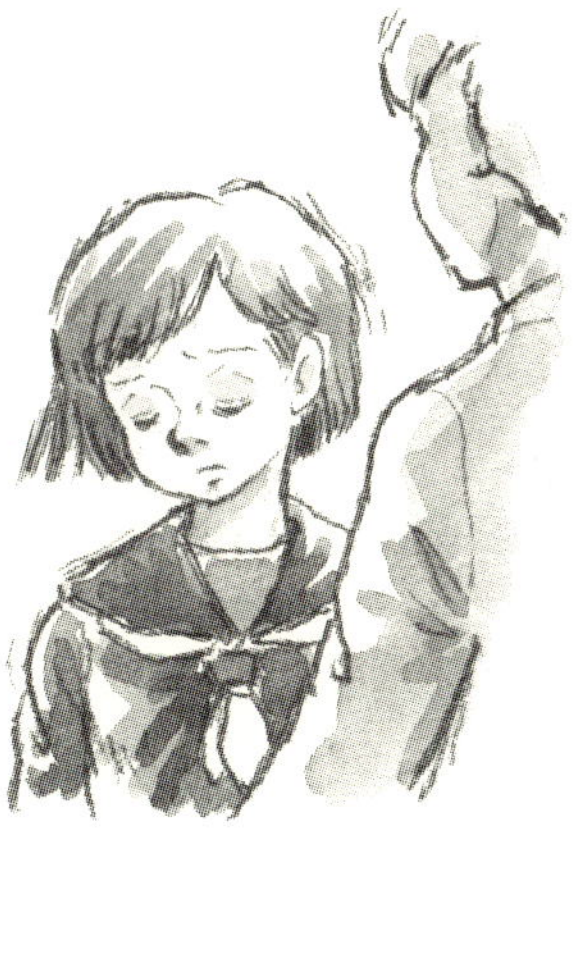

第四章　子どもを知る……61

第一章　はじめに
――不登校を考える――

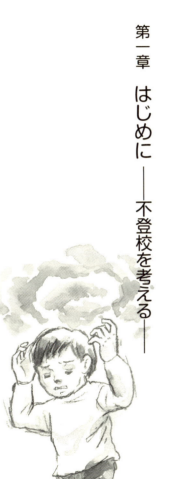

不登校は減ってはいない。数を問題にするのは問題かもしれないが、子どもの自立、家族機能の脆弱化、教育のあり方、社会の活力など、これらの問題が間接的に反映されるため、不登校数が問題にされる。

子どもは、いろいろな多くの体験をとおして自分の将来の姿をおぼろげに描き、そして次第にくっきりさせていく。不登校は、子どもの成長過程の多くの体験の中のひとつととらえることができ、子どもの将来にとって無駄な体験ではない。ただ、ひきこもりとか若年無業者などの問題とも無関係ではないので、不登校の子どもが社会に適応できるよう、自立の心が育まれるように環境を整えることは大人の役割である。

そのような環境を具体的にどう整えるかは、リハビリの考えを取り入れると理解しやすい。リハビリは、脳梗塞などによる手足の麻痺の回復を促し社会に復帰させるための手段である。不登校と麻痺を同類に扱うということではないが、社会適応を目標に根気よく取り組まなければならない点は同じであり、不登校の対応は心のリハビリと考えることができる。

リハビリは、①その麻痺の程度に応じ、②回復のための適切な方法が計画され、③社会復帰に向けた当事者の努力と、④治療チームの共働で取り組まれる。
不登校の対応をリハビリにあてはめると、①子どもを知る、②子どもに適切な対応を考え、③子どもも自立に向けて取り組み、④家族、学校、専門家が方針を共有し対応する、の４段階に分けられる。

心のリハビリにおいて、大切なことは、その子どもに合った対応を考えなければならないことである。教科書的な対応、大人の価値観や推測による勝手読みの対応ではなく、当事者である子どものことばを正確にとらえ、子どもの声を生かした対応でなければならない。困っている当事者は子どもであるのに、子ども本人から肝心なところは聴けていないことが多い。

子どもの年齢と、親の子どもを育ててきた年数は同じである。子どもとの関係では、同い年である。子どもの声を聴き、子どもの本音を知らなければ、子どもにとって適切な対応にはならない。子どもに学ぶ姿勢が大切である。子どもの行動を矯正しようとする指示や命令、執拗な同じことばの繰り返しは、子どもの口を閉ざしてしまう。子どもの気持ちに共感する情緒的な会話（情緒的コミュニケーション）を心がけなければ、子どもは口を開かない。

①から④のすべてがうまく機能しなければ、再登校あるいはもっと先を見据えた社会適応の目標は達成されない。家族、学校、専門家は、これらの四つのポイントが十分に満足できる内容かどうかを絶えず評価しながら、子どもにかかわらなければならない。

不登校は、子どもの要因、家族の要因、学校の要因の三要因が複雑に絡んで発症するが、直接の原因をひとつに絞ると息切れである。息切れの原因は、学業に関係していることか、それともいじめのどちらかであり、これらのことに三要因が間接的に絡んで発症する。怠けが原因の不登校は、絶対にない。

息切れは、プレッシャーで糸が切れてしまった状況である。学校生活に適応しようと努力し続けてきたにもかかわらず、耐えられなくなった状況である。しかし、周囲の大人たちは、他の子どもと比較して、その子どもはがまん強くない、情けない子どもと考えがちであり、実際にそのことを口に出して子どもを追い詰め、自信をなくさせる。ただ、同じプレッシャーでも糸が切れる子どもと、切れない子どもがいることは確かである。その違いはどこにあるかを考える時、心のリハビリの①の〝子どもを知る〟ということに関係する。持って生まれた生来性によるものか、それとも生まれてから周囲（家族、学校）の人たちとの相互作用の結果として獲得されたものかは、〝子どもを知る〟ことに努める過程で明らかになる。後者の場合、子どもが最初に出会う家族との関係の影響が否定できないことは少なくない。不登校は、三つの要因が複雑に絡んで発症すると言われるのは、子どもと家族の関係、学校での人間関係が複雑に絡んでいるためである。

学業に関係した息切れは、勉強そのものか、それとも自分の居場所としての教室の雰囲気か、そのどちらが大きな比重を占めているかは子どもによって違っている。勉強そのものの場合は、家族や教師からの執拗な叱咤激励、あるいは強迫的なことばで子どもが追い詰められ疲れ果てていくことが多い。教室の雰囲気は、友人たちの声や表情、仲良しグループの互いの関係から醸し出されるが、そのような教室の雰囲気に溶け込むことに過剰とも思える緊張や不安を抱く子どもは、無意識に精神的な疲労が蓄積する。いじめは、友人や教師からのことば、あるいは暴力である。学業が関係しているにしても、いじめにしても、不安、緊張、うつ、いらだちなどの陰性感情が持続し、学校に身を置きたくない自分を意識するようになる。

単に原因を取り除いたからといって、速やかに登校できるようになるとはかぎらない。学業に関係した息切れにしても、いじめにしても人のことばや行動によって傷つけられ、その結果としての不登校である。不登校になるまでに傷つけられ耐えてきた期間は長い。子どもが登校しなくなると、その行動が周囲には予想もしなかった突然のできごとのように受け取られることが多いが、不登校になる前、子どもは長い間耐えてきたことに思いを馳せなければ、〝子どもを知る〟ことにつながらない。子どもに対することばや行動を急に変えたからといって、子どもは信用しない。傷つけられ耐えてきたその間に、人を容易く信用できない気持ちが大きく膨らんでいる。

原因を取り除いたから、もう登校できるはずと考えるのは、子どもからすれば勝手な思い違いである。原因を取り除けば問題が解決すると考えるのは、いわゆる疾病モデルによる対応であり、医療がまさに疾病モデルである。しかし、不登校など心の問題は、社会適応を目標に、子どもの心の発達にかかわっていくことになるから、発達モデルによる対応になる。従って、その子どもを知り、子どもをしっかり理解し、社会適応を目標に長い目でかかわっていかなければ、その子どもに合った心の発達の環境を整えることはできない。大人たちの責任は重大である。

心のリハビリのための①から④について、具体的にわかりやすく記述するため、著者がこれまでに出会った多くの事例から作りあげてみた創作事例（72頁）を紹介する。この創作事例は、特定の事例、特定の子どもや親、教師のことではない。しかし、不登校を経験している子ども、その子どもの親、かかわってきた教師なら皆、この創作事例の一端は多かれ少なかれ思いあたるところがあるかもしれない。

不登校の経過は、それぞれの子どもによって違っているが、対応の基本姿勢は社会適応を目標にした心の発達支援である。心の発達という漠然とした大きな範囲の中で、どのような発達が社会適応に密接に関係しているかは、どの子どもにもおおよそ共通している。子どもの社会適応に密接に関係している発達の成熟程度、あるいは歪みの評価が大切になる。その発達の特徴が、もともと持って生まれた生来性のものであると考えられる時に、神経発達障がいと診断される（ＤＳＭ－５：精神障害・疾患の診断・統計マニュアルの改訂第５版、脚注）。しかし、子どもを知り、家庭や学校を知り、そして家庭や学校が子どもの心の発達を阻害し歪ませていないことが確信されなければ、神経発達障がいの診断を下すことはできない。神経発達障がいがあって、家庭や学校の影響で心の発達がさらに歪んでいく場合があるかもしれないが、家族との相互作用の影響は１～２歳の早期から現れることを考えると、子どもが神経発達障がいであると診断するのは容易ではない。すなわち、家族関係に問題があれば、早期から子どもに神経発達障がいの子どもに見られるような特徴が現れても不思議はない。

注

ＤＳＭ－５：アメリカ精神医学会が作成した心の病気に関する診断基準。世界保健機関による疾病及び関連保健問題の国際統計分類（ＩＣＤ）とともに、広く世界で用いられている。

第二章　子どもの個性

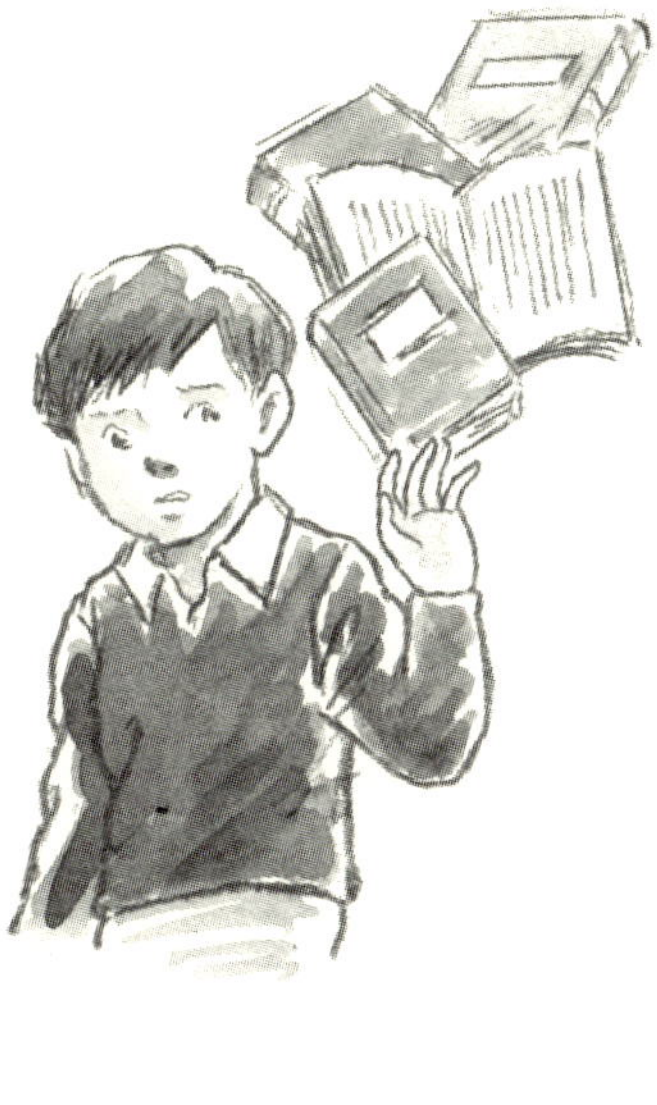

1　不登校の氷山モデル

不登校の子どもを知るためには、不登校を氷山に見たてるとわかりやすい（氷山モデル）。氷山モデルは、摂食障害の対応について提唱されたもの[3]であるが、子どもの心の問題についても応用できる。このモデルは、子どもとの会話における共感の大切さ、子どもの個性を知って心の発達にどうかかわるか、さらに心の問題の要因である環境をどのように調整するかを考えやすくさせる。子どもに最も身近な治療者である母親や家族にとって理解しやすいモデルである（**図1**）。

氷山は、海面上に現れている〝目に見える〟氷の塊と、海面下の〝目には見えない〟氷の塊からなっている。海面下の氷の塊は、海面上に見られるよりも大きくて、どのような形をしているかわからない。

子どもの心の問題を氷山に見たてると、海面上の氷の塊が、子どもの心の問題の行動や症状（不登校、頭痛などの不定愁訴や、過敏性腸症候群などの心身症、非行などの反社会的行動）である。不登校という海面上の氷の塊、登校できないという行動はどの子どもも同じ形であっても、海面下の氷の形は、それぞれの子どもによって違っている。海面下の氷の特有な形が個性と表現されるものである。

子どもの行動や症状は、海面上の氷の塊として、すぐに目に見えるので、とにかくその塊を溶かそうと奔走するのは当然の対応である。しかし、そのことだけに集中し焦っても改善は困難である。海面上の子どもの行動や症状はサインであり、サインは子どもがほんとうにかかわってほしいところではない。ほんとうにかかわってほしい、理解してほしいところは、海面下の氷の部分である。

子どもは、海面下の氷の塊の形が他の子どもと違っていても、自分の形はこのようであることを認めてほしい、理解してほしいと訴える。子どもを知るとは、海面下の目に見えない大きな氷の塊の形を知ることである。

海面下の氷の塊を浅い方から順に四つの層に分ける。

第1層は、子どもの感情である。子どもが学校生活で抱いている、不安、緊張、うつ、いらだちなどの陰性感情である。

第2層は、人への気遣い（対人過敏や不信）、自信のなさや低い自尊心（否定的自己認知）、こだわり（強迫思考）など、自己、他者、できごとに対する認知（とらえ方）の発達である。心の発達の中で、学校や社会などの集団生活への適応に最も関係の深い発達である。

第3層は、子どもの目的意識、適格意識、アイデンティティの確立（社会的活力）などの自立に関係した発達である。子どもへの支援の目標は社会適応であるから、この第3層の子どもの発達の評価は大切である。

第4層は、人間関係（人との相互作用）の問題である。学校での具体的な問題は、いじめや体罰である。家庭では家族成員間の問題であり、最悪の問題は虐待である。子どもは、生まれてすぐに出会うのは家族であるから、学校での人間関係より家族との人間関係が最下層に位置する。

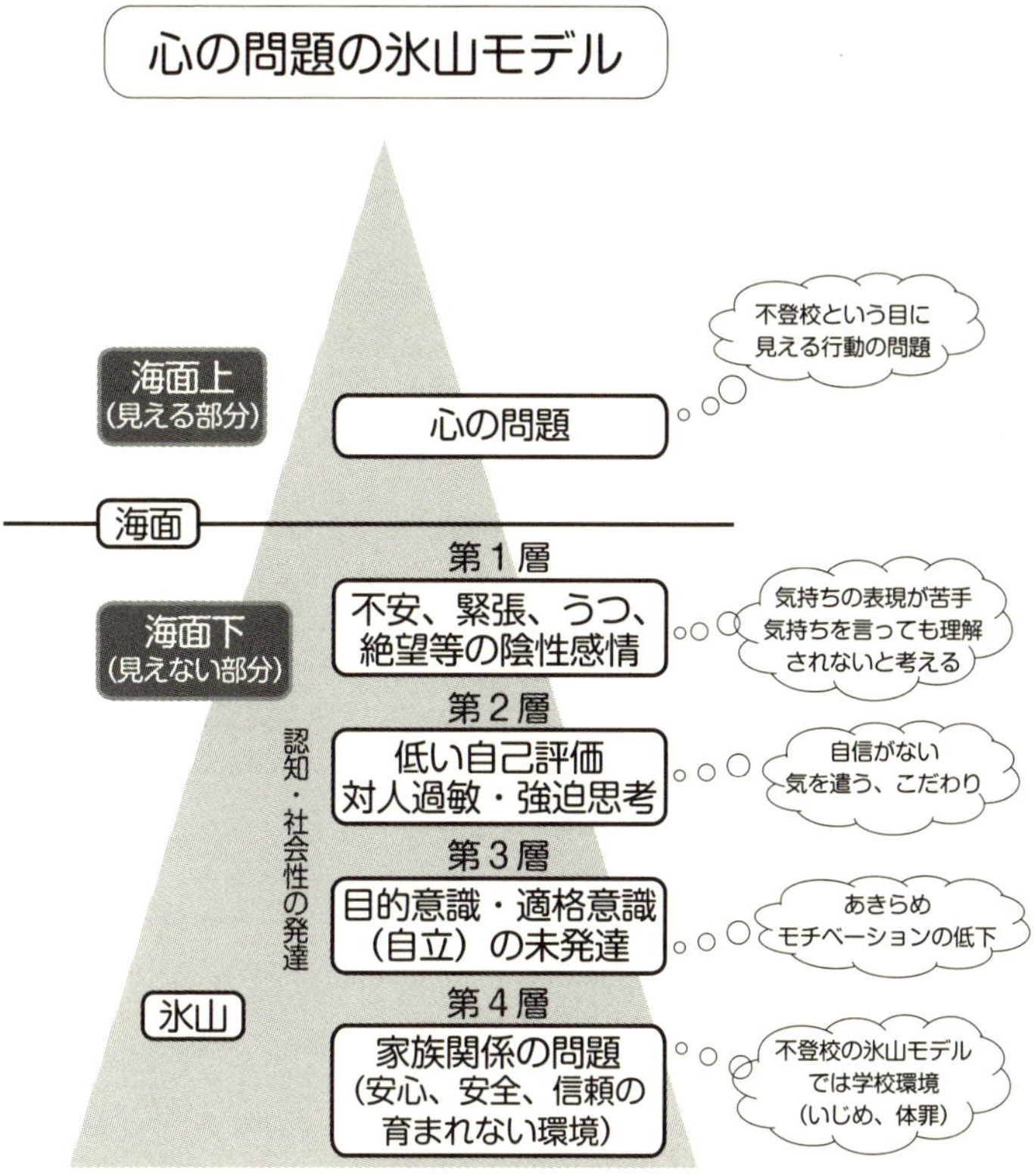
心の問題の氷山モデル
不登校という目に
見える行動の問題
海面上
(見える部分)
心の問題
海面
第１層
不安、緊張、うつ、
絶望等の陰性感情
気持ちの表現が苦手
気持ちを言っても理解
されないと考える
海面下
(見えない部分)
第２層
低い自己評価
対人過敏・強迫思考
自信がない
気を遣う、こだわり
認知・社会性の発達
第３層
目的意識・適格意識
（自立）の未発達
あきらめ
モチベーションの低下
氷山
第４層
家族関係の問題
(安心、安全、信頼の
育まれない環境)
不登校の氷山モデル
では学校環境
(いじめ、体罰)

図１

いじめも体罰も虐待も子どもが社会に生きるために大切な自尊心や認知などの発達を歪ませる。加害者が気づかないままに続けられるいじめ、体罰、虐待の少なくないことを念頭に入れておくべきである。しつけという名の虐待、教育という名の体罰と言われるのは、気づかないことを指してのことばである。気づかないことに気づかせてくれるのも子どもである。このことが、子どもに学ぶということである。

子どもが問題行動や症状で海面上にサインを出すまでには、海面下に氷ができ始め、それが次第に大きくなって、ついに海面上に氷が見えるようになる過程を経る。海面上に氷が見えるようになるまでには時間がかかっている。不登校など、子どもの心の問題の発症は、第4層から第1層に向かう順をたどる。すなわち、人間関係の問題が根本にあって、子どもの認知、自尊心などの発達に影響し、陰性感情が持続し、発症すると考えられる。子どもへのかかわりは、逆の順、第1層から順に第4層まで知って、人間関係に起因する要因から発症までの心理的過程を組み立て対応することになる。海面下の氷の形を知らなければ、その子どもに適切な心のリハビリを計画することはできない。

海面上に氷を現さないままに時間が過ぎている場合もある。すなわち、問題行動や症状がなくても海面下には氷の塊を作っている子どもである。このような子どもに気づくことが、心の問題への予防的取り組みにつながる。海面上にサインを出さない子どもは、サインを出す子どもよりはるかに多いことが予想される。サインを出さない子どもに早く気づきかかわらなければ、次々と海面上に氷の塊が現れて、心の問題や不登校の数は減らない。

2　海面下の氷の形

(1)　陰性感情（第1層）

感情は、日常のどのような時も、あらゆる場面で必ず生じる。人は、自分の感情をことばや表情に伴わせ、時に全身を使って相手に伝えている。感情は、行動を促す時もあれば、逆に抑制する時もある。しかし、陰性感情であれば行動が抑制され、陽性感情であれば行動が促進されるという単純なものではない。陰性感情であっても、自分を奮い立たすことで行動に移ることがしばしばある。だから、陰性感情であっても、行動に移さない時は根性が足りないと思われる。

登校できない場合、不安や緊張などの陰性感情が頭の中を占めている。これらの陰性感情は、登校した際に起こりそうな場面を予想しての感情である。起こりそうな場面であるから、大人は、そのような場面は起こらないかもしれない、起こったとしても適当にやり過ごしておけばいいと簡単に考えるが、子どもにとってはそう容易いことではない。子どもは、これまで長い間不安や緊張が何とか軽減されるように自分に暗示し続けてきたが、登校できなくなった時は、もはやどうにもならなくなった状況である。このような時も、大人はがんばれと奮い立たすが、そのような声は子どもに酷かもしれない。

子どもは登校刺激よりも、まず気持をわかってほしいと訴える。学校では不安や緊張が高まること、それでもがんばってきたこと、不登校になった今もこのままではいけないと思っていること、このような気持ちをわかってほしいと訴える。

子どもの不安や緊張、これまでの努力を知ろうともしないで、そのくらいのことで情けない、他の子どもも同じ条件の中でがんばっているのにと比較することばで、子どもを弱いと決めつける。子どもは、口を閉ざすか、いらだちや怒りの感情をこめたことばを返すしかない。いらだちや怒りが極限の行動（家庭内暴力、反社会的行動、自殺など）で表現されることがある。

人との会話は、感情によって左右されるといってもよい。相手の感情をくみ取る会話は話を深めていく。お互い陽性感情にある時の方が話は楽しくスムーズに進行しているが、よくよく考えると、陰性感情の中で話し合いが始まったとしても、陰性感情に共感し理解し合うようになっていく時の方が、お互いの人間関係は深まっていく。陰性感情を抱く子どもを親が理解するようになると、子どもとの絆が深まっていく。それゆえ、第1層の子どもの陰性感情は、本来、子どもと会話を深め、子どもとの絆を深めるためのきっかけととらえられる。そうなることを望んでいる子どものサインといえる。

親はどのようなことばを子どもに返せば、子どもの気持ちを理解していると子どもに伝わるのであろう。子どもが陰性感情をきたす場面、あるいは陰性感情を抱くようになった理由を推測し、その推測したことばを加え子どもに返してみよう。

「学校は○○だから緊張するかもしれない」とか、「○○だから不安になるかも」などである。○○などの原因と思われることが子どもの思いと一致していれば、子どもは自分を理解してくれそうだと感じて口を開く。完全には一致していなくても、子どもを理解しようと努力しているとか、子どもの気持ちを共有しようとしていることは子どもに伝わる。第1層の子どもの陰性感情は、子どもとの会話のきっかけになる。それを最初から「そのような感情を抱くのは情けない」などと、子どもを否定するようなことばをかけていては、子どもとの話は深まっていくはずはない。話が深まらなければ、第2層、第3層の子どもの心の発達や第4層の関係性の問題もわからない。子どもは、親との会話を深めたいきっかけを作っているのに、親はわざわざ子どもの口を閉ざしてしまうことばをかけているることが多い。「話してくれなくてはわからないわよ」は、本末転倒のことばである。

第1層のキーワード

共感（子どもの陰性感情を共にする）である。子どもの感情に共感し傾聴に努めること、すなわち情緒的コミュニケーションによって、子どもと話が深まる。第1層は、子どもの発達特性（個性）や関係性の問題を知るための入り口である。

(2) 自己、他者、できごとのとらえ方(認知)(第2層)

第2層は、子どもの集団生活に関係の深い認知、社会性の発達である。

学校生活は、他者のことばや表情、行動をどう受け取り、どのようなことばを返し、どのような態度で接しているか、自分をどのように評価し、どのような思いで学業に取り組んでいるか、いろいろなできごとをどのようにとらえ対処しているかなど、子どもの認知の発達の特徴が表現される場である。認知は、その子どもに特有であり、子どもの個性といえる。

子どもは、親友、友人、教師、先輩、後輩など多くの人と接し、日々のさまざまな場面で個性を発揮し対応している。子どもの世界は、その子どもが当事者として実感している目の前の世界であって、親が過去に経験した世界ではない。子どもが、学校生活での体験において、他者やできごとをどう受け取り、どのように自分を表現したかったかを具体的に知らなければ、子どもの個性を知ることはできない。

「子どもは、なぜそのように受け取るのだろう」と、子どもの認知に疑問を感じると、自分が経験した子ども時代の世界を思い出しながら、子どもの認知の修正を図ろうとする。「相手の顔色ばかり伺わなくてもいい」、「深刻に考えなくてもいい」、「自分の言いたいことを主張すればいい」、「そのくらいのことで不安にならず、もっと強くならなくては、これから先も困るよ」などのことばである。親が過去に経験した世界と、子どもの世界は全く違っているし、子どもの個性と親の個性も違っているから、親の考えをそのまま子どもに伝えても子どもには一向に響かない。親の体験からの即答は、子どもにとっては回答になっていないことが多い。

子どもが、認知の仕方を修正しなければ学校生活の困難さは軽減されないと考えるのであれば、子どもの世界の複雑さや、子どもの個性を知るために、情緒的コミュニケーションをこころがけて、子どもと会話を深めることが必要である。会話が進む中で、子どもは今までとは違う新たな対処の考えを浮かべ、親も、子どもの世界を知ることで、自分の体験からきた考えとは違う新たな考えを浮かべ、その考えが合わさって、これまで子どもも親も考えていなかった新たな考えが生まれてくる。子どもと親が一緒に考えた新たな考えが、認知の修正に役立つ。子どもと親の共同作業過程がお互いの信頼を深めていく。しかし、親は、傾聴に徹することがなかなかできない。時間がないと不満を漏らしがちであるが、料理や掃除、洗濯は手抜きができても、子どもの発達にかかわることに手抜きはできない。

子どもの認知の発達、たとえば人に気を遣うか、自己主張できるか、自己評価が低いかどうか、こだわりが強いかなどは質問票でも評価できる。インターネットの時代であるから、検索すれば、認知の発達に関連した質問票を見つけることができる。しかし、質問票による評価は、回答者のその時の感情や、質問票の質問の文言をどう受け取るかによって左右されるために思い込みの回答になりがちである。やはり、現実の学校生活におけるいろいろな場面の捉え方から、その子どもの認知の発達を評価しなければならない。

第2層のキーワード

子どもの世界、ゆったりの傾聴、認知、子どもの発達特性（個性）

表1：子どもの発達の分化

時期	人格的活力	心理・社会的所産	重要な人
乳児期	希望	基本的信頼―不信	母親
幼児初期	意志	自律性―恥・疑惑	両親
幼児期	目的意識	自発性―罪責感	家族
学童期	的確意識	勤勉性―劣等感	近隣・学校
青年期	忠誠心	アイデンティティの確立―拡散	仲間
成人期	愛情	親密性―孤立	異性、競争相手
壮年期		世話　世代性―停滞	家族
老年期		知恵　統合性―絶望	人類

（鑪　幹八郎：アイデンティティの心理学、講談社、1993より一部改変）

(3) 自立の発達（第3層）

子どもの心の発達の目標は、社会適応、自立である。エリクソンの提唱した発達の分化は、子どもの年齢とともに獲得される発達の内容が示されており、自立に向けてどのような発達が育まれなければならないかが理解しやすい（表1）。これらの発達が育まれているかどうかの評価が大切になってくる。もし、これらの発達が不十分と判断されれば、その子どもにどのような具体的なかかわりが必要かを考えなければならない。自立を長期目標に、今の年齢での発達が育まれるよう子どもを支え、獲得されることを待つという非常に大きなエネルギーが必要になる。

子どもの自立支援の基本姿勢は、子どもを支え、待つことである。両者を合わせて支待といえる。

子どもの心の発達は、時にはやさしいかかわり、時には激しい競争などの人との相互作用によって育まれる。子どもは、学校生活でいろいろな人と出会い、学習などの活動をとおして自信をつけ、自分は何が得意で、どのような職業が適しているかを考えながら歩む中で、目標を強く意識するようになり、アイデンティティが確立される。

子どもは、皆、教育制度のひとつのながれに乗って、同じ道を自立に向かってこぞって歩んでいるようにみえるが、実は、子どもは自分の得意なところを見つけ、一人ひとり自分に合った道を作って進んでいる。一時的であろうとなかろうと、学校という集団の場から離れたことは恥ずべきことではなく、家庭や、その他の場所に自立の場を見つければ、そこで自分に合った道を作ればよいのである。一人ひとり自分に合った道を作って進んでいる点では、学校であろうと、家庭あるいはその他の場所であろうと変わりはない。

自立に向けた心のリハビリの場が他の子どもと違っていても、子どもは、現実から目をそらすことのできないことを知っている。高校を卒業していた方が、職業やその後の進路の選択肢も広がることを知っている。現実的な目の前の目標として、ほとんどの子どもが高校進学をめざす。

しかし、高校受験を控えた子どもの一見何もしていなさそうな過ごし方を見て、家族間の意見の不一致が顕在化し、子どもを巻き込んでの家族間の対立に発展し、子どもの自立という大きな目標に向けたかかわりが危うくなってしまう場合も少なくない。

学校に行かなくなった当初は、学校から届けられるプリントには手をつけていたが、そのうち勉強は全くしなくなる。ゲームの時間が増えてくる。昼夜逆転になる。高校へは進学すると言っていたのに、それが裏切られていくような姿を見て、その目標はどうなっているのかと咎めたくなって、支待(支え待つ)の姿勢が揺らいでくる。

勉強しなくなる、ゲームばかり、昼夜逆転、このような子どもの行動は、海面上の目に見える氷の塊である。このような時の海面下の氷の塊の、第1層の子どもの感情は、学校に行くことができないことの情けなさ、勉強して何の役に立つのだろうとのなげやりの気持ち、極端な場合には人生は終わったと考えてしまう絶望感など、登校しぶりの時の不安や緊張とは別の感情である。子どもの家庭での様子からは、自責感や絶望感を本当に抱いているとは、家族には信じられない。もし、自責感や絶望感を抱いているのなら、少しでも勉強すれば、そのような気持ちは軽減されるはずであると家族は考える。

勉強をしようとすると、「少しくらいしても何の役にも立たないだろうとか、もっとたくさんしないと追いつかないのに何をやっているのだろうとか、否定的な考えが頭の中に入ってきて鉛筆の動きを止めてしまう。テレビで学校のドラマを目にするとか、家の外で子どもの声が聞こえると、学校の光景が頭に入ってきて気持ちが沈む。嫌な考え、沈む気持ちに浸りたくないために、ついついゲームに没頭しています」、「昼夜逆転は、目や耳に飛び込んでくる嫌なことから遠ざかりたいための手段です」と、子どもは言う。

子どもの行動だけを見ると、子どもへの非難やいらだちが先に立つ。子どもの行動を咎めて子どもとぶつかるのではなく、子どもの得意なこと、できることを一つでもいいから見つけて継続させることが大切である。「高校を受験するならそのくらいの勉強では足りない」とか、「塾にだけしか通っていない」という見方ではなく、自責感や絶望感の膨らんでいる中で、ささやかな取り組みであっても小さな自信の芽が生まれるように声をかけることが大切である。

自立のためには自信を育むことが大切である。子どもの行動が怠けているように見えても、高校に進学する目標を口にする子どもを信じるところから出発しなければ、自信の芽はほころばない。子どもを信じるのは親しかいない。正直、自信の芽を大きく育てるためには、時間と労力の大変なエネルギーが必要なことは事実である。

親にとって、さらに対応に戸惑うことは、子どもが、しばしば、退行することである。子どものことば使いや行動が赤ちゃんぽくなり困惑する。しかし、赤ちゃんぽい行動に戻ったからといってその後の成長に今までと同じくらい長い時間がかかるわけではない。子どもが退行した発達段階に合わせて一緒に歩む育て直しの姿勢をとればいいのであって、子どもの赤ちゃん返りを気持ち悪いなどと否定して対応すると、かえって時間がかかる。赤ちゃん返りの時は、親を困らせることばや行動を故意に執拗に繰り返して、親を試すことも多いが、このことにいらだっているとかえってエスカレートし収拾がつかなくなる。

子どもの発達について真剣に学ぶ機会ととらえ、ユーモアを交えて返すとか、どっしりと構えて毅然と対応したい。

子どもとの会話では、機会あるごとに自立について触れていかなければならない。子どもには、いずれは子どもが職業に就いて自活していくことをしっかり諭さなければならない。勉強は自分の適性を見つけるためのものであること、自分が点数で評価されるものではないこと、自分に合っていると思う学習は主体的に取り組まなければならないことを諭す。この時も、当事者としての子どもの自覚を信じ、待つ姿勢が基本になる。しかし、昼夜逆転、ゲームをやめないなど、自立とは相反する子どもの行動や気持ちに立ち向かわなければならないから、時には激しい闘いになることもまれではない。

自立に向けては、子どもの行動の許せる部分と、許せない部分のめりはりをつけた真剣な闘いになる。真剣な闘いの後こそ、その闘いの際に発せられたことばが自立の考えを育むことに役立つので、闘いの際のことばが子どもをあざけり叩きのめすことばであってはならない。毅然とした態度で接するときのことばが、子どもを叩きのめすことばであっては、それは毅然とした態度とはいえない。許せない部分が多いと争いも多くなるので、これだけは絶対に許せないところを作るが、それはできるだけ少なくしなければならない。
子どもの自立を願っての心の闘いは、親を疲労困憊させ、時にギブアップの気持ちに陥らせるが、子どもが高校進学を口にすれば自立に向かっていることはまちがいない。

高校進学に際しては、高校生活を自立の過程ととらえ、休まず送るために、高校種別の選択に、子どもも親も大きな決断が必要になる（不登校の予防の項　99頁を参照）。
第3層には自立の発達を位置させたが、自立のためには自信を持つことが大切である。自信は、第2層に記載した自己に対する認知（自分に自信があるか、ないか）であり、第2層の自己への認知の発達とも重なる。

第3層のキーワード

自立、自信、支待（支え待つ）

⑷ 家族、学校の人間関係（第4層）

氷山の海面下の第2層に認知・社会性の発達、第3層に自立の発達を位置させた。このような子どもの心の発達は、人との相互作用をとおして発達することは、エリクソンの発達の分化表からも明らかである。

子どもが最初に出会うのは親である。親との関係は一生続き、自立するまでは他の誰よりも密な関係が続く。親は、子どもの学校でのできごとや、学習の状況を知り、子どもとの会話で、親の考えを子どもに伝えていく。子どもは、親の考えを納得して受け入れ、時には受け入れることができないなどいろいろであるが、親の考えに影響されながら自分の考えを確立させていく。

子どもの認知・社会性は、学校での体験をとおして発達することは確かであるが、子どもと親の相互作用の発達への影響は大きい。子どもと親の関係は質的にも時間的にも大きいので、親との関係で育まれた発達が、学校における人とのかかわり方や、学習等への取り組みに影響を及ぼす。

子どもと家族関係の最悪な状況は虐待である。虐待の環境では、子どもは不安や緊張、恐怖感にさらされている。繰り返される激しい罵倒や叱責のために自尊心（自信）は育まれない。当然、親を信頼しないままに育っていく。自尊心の低さや人を信頼できない気持ちが、学業や人とのかかわりに影響し、学校生活への適応を困難にさせる。

虐待を受けた子どもは、親におびえて育ったことで他者に気を遣う、顔色を伺うなどの対人過敏、低い自尊心のために自己を著しく低く評価（否定的自己認知）し自己主張しないとか、規則を守らないときに危害を加えられる恐れからこだわりの強い特性（強迫思考）を示す。このため、人とスムーズなコミュニケーションができず集団生活の困難さを感じるようになる。何よりも自立の原動力になる自信が育まれないことで、自分は何もできない人間と思い込んで、目標を持てず、社会に出ていく自信、生きる自信をなくさせる。

子どもの虐待の心理的後遺症は、第４の発達障がいとして提唱され[5)]、乳幼児期には反応性愛着障がい、脱抑制型対人交流障がいなど、学童期には反抗挑戦性障がい、思春期はＰＴＳＤ（心的外傷後ストレス障害）として表れる。実際に子どもにみられる具体的な症状や問題行動は、自閉傾向、多動、他害行動、心身症、いじめ、非行、不登校・ひきこもり、うつ、自殺などである。これらは、まさに子どもの心の問題といわれる問題行動や症状（海面上の氷）である。

ところで、虐待はどこからが虐待で、どこまでなら虐待ではないのか、少し叩くくらいはしつけの範囲ではないかと疑問を持たれる。親の言い分より子どもの言い分を重視しなければならない。親は、そんなにひどいことをした覚えはないといっても、子どもがどのように受け取っているかが肝心である。子どもにとって、安心、安全、信頼を抱けない環境であれば、自尊心は傷つけられ、認知の発達は歪み、人に気を遣い、不安や疲労感を強くし、学校生活での息苦しさを覚え、自立が脅かされ、社会への進出に自信がもてなくなる。

不登校の子どもの中には、幼少のころの親のことばや行為がトラウマとして残っていることを話し始める子どもがいる。不登校になったのは親のせいだと言う子どもがいる。親は子どものためと思ってのしつけが、子どもにはトラウマとして受け取られていたことに驚かされる。

不登校になったのは育て方が悪かったのではと考える親は少なくない。親は、「私のしつけが悪かったのですか？」と、相談者に尋ねるのではなく、子どもに尋ねてみてほしい。子どもと本音で話すことの大切さを理解できれば、子どもにこのことを尋ねることは怖くないはずである。

子どもが口を大きく開いて初めて、子どもにとっては虐待に匹敵するような親の躾、親の気づかない虐待、特に心理的虐待が潜んでいたことに気づかされることがある。第4層は子どもが実際に話し始めないとわからないことである。第4層の内容がわかるまでには時間がかかる。この間の時間は、子どもが話してもよいと判断するまでにかかる時間である。このことは、いじめの場合を考えると理解しやすい。いじめがあっても、子どもがなかなか話そうとしないのは、子どもが話してもいい相手、信頼できる相手であると判断するまでにかなりの時間がかかるためである。

いじめも体罰も虐待も、子どもが社会に生きるために大切な心の発達を歪ませる。気づかないいじめや、体罰、虐待が少なくないことを念頭に、不登校など子どもの心の問題にかかわるべきである。気づかないことに気づかせてくれるのも子どもであるということに気づけば、子どもに学ぶ、子どもを知ることの大切さが理解できる。

第4層のキーワード

不適切養育、いじめ、体罰

第三章　不登校の時期区分

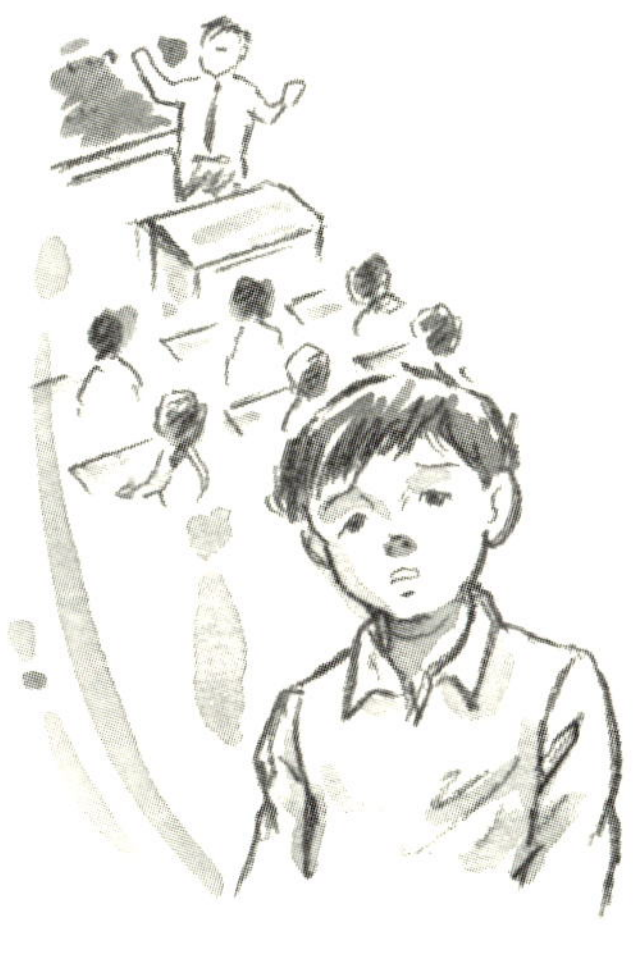

不登校の子どもの行動や症状の経過を理解しやすくするため、登校しぶりから、不登校を経て、再登校あるいは社会に適応するまでの期間を時期に分け表した（図2）。

プライマリー診療機関には、全く登校しなくなったと訴えて来院する子どもよりも、頭痛や腹痛などの不定愁訴や、過敏性腸症候群などの心身症を発症し、そのために登校に支障をきたすようになったと訴えて来院する子どもが多い。

子どもに継続してかかわっていると、子どもは身体の不調をきたす前から、学校生活で強い不安、緊張、いらだちが続いていたにもかかわらず、学校生活に何とか適応しようと努力してきた期間のあることに気づかされる。

そこで、不登校の時期は、学校生活への「適応努力期」に始まり、次いで身体症状を訴える「心身症期」、登校できなくなった「息切れ期」、そして登校に向けた「適応準備期」を経て、「再適応期」に区分した。とはいえ、時期はきちんと区切れるものではなく、連続性である。

「息切れ期」は、登校できなくなった状況を指しているが、まったく家から外出できなくなった状況をさすわけではない。高校進学の年齢になってもそのまま家庭にいる場合も

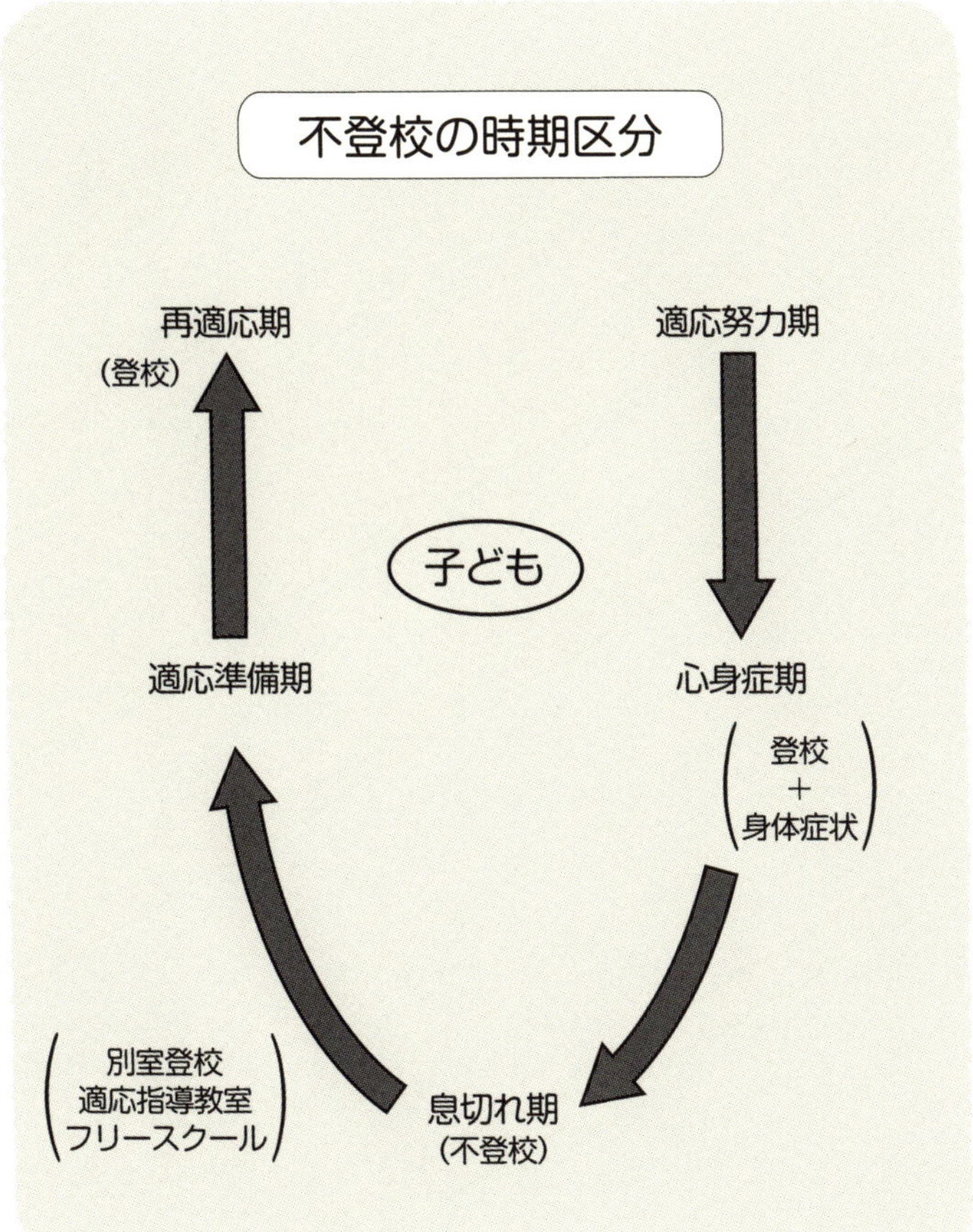
不登校の時期区分
再適応期
(登校)
適応努力期
子ども
適応準備期
心身症期
登校
＋
身体症状
別室登校
適応指導教室
フリースクール
息切れ期
(不登校)

図2

あるが、高校進学を希望する子どもは多いので、ここでは、「息切れ期」は高校進学までの期間とする。

「適応準備期」は、実際はまだ登校できない状況であるから「息切れ期」に含まれるが、情緒も比較的安定し、目標に向けてしっかり準備を始めること、この時期の対応は子どもを支えることの大切さを強調したいためにこの時期を設けた。すなわち、子どもは、安定している一方で、当事者として再適応という将来への不安も高くなってくるから、子どもをひたすら支えることに徹し、一緒に不安になるとか、「そんなに不安にならなくても」などの不安を打ち消すことばは禁物である。不安の内容をしっかり聴くことが大切になる時期である。

「心身症期」を経ないで、すなわち明らかな身体症状を表すことなく、不安、緊張の気持ちが強く、登校しぶりを繰り返すうちに、ついには登校できなくなる子どももいる。子どもは、登校しないといけないと強く思っているから、登校のきっかけの時期として、新学期、あるいは新学年を想定していることが多く、「息切れ期」にあると思っても、急に登校し始める子どももいて、必ずしもこの時期区分に沿って経過するとは限らない。

子どもによっていろいろな経過をとるが、やはり、海面下の第1層の気持ちに共感し傾聴できるかどうか、第2層から第4層の子どもの個性などをしっかりととらえ、自立に向けてどうかかわるかによって、子どもの経過が違ってくる。周囲の大人は、不登校の原因の責任を転嫁し合うことなく、子どもの自立を目標に協力して心の発達にかかわっていくことが大切である。

1　各時期の特徴

「適応努力期」とは、執拗な勉強刺激やテストで評価されることに対する追いつめられ感や、仲良しグループといえども一人ひとりに気を遣わなければならない複雑な子どもの世界に翻弄されながらも、学校生活に何とか適応しようと努力している時期である。

確かに、すべての子どもが、学校生活に適応しようと常に努力しており、そのときどきのできごとに応じて陰性感情が強くなっても、多くは何かのきっかけでやわらぎ、いわゆるのこぎり型で陰性感情が経過する。登校しづらくなっていく子どもは、陰性感情が強いままに持続し、ストレスが溜まっていると表現するようになり、心身症期に移行するか、身体症状を表わさず登校をしぶり始める。「適応努力期」のあることをしっかりと認識しておかなければ、不登校の予防につながらない。

「**心身症期**」は、子どもが頭痛や腹痛などの不定愁訴や、過敏性腸症候群などの心身症を発症している時期である。不定愁訴の場合は、午前中に症状が強く、午後には改善する場合が多い。学校生活で、不定愁訴の訴えや心身症を発症すれば、入学後の間もない時期であろうと、学校生活をかなり経験してきた時期であろうと、まず学校生活に何とか適応しようとして、心理的疲労の強い状態に陥っていると考えなければならない。登校をしぶる心身症期は、学校生活への適応の困難感がより一層強くなってきている時期であり、根性のない子どもではない。

「**息切れ期**」は、学校のこと、勉強のことが気になりながらも登校できなくなった時期である。子どもは、別室登校を選ぶとか、適応指導教室や塾に通う、家庭教師の補助で学習するなど、子どもに合った学習を続ける。また、学校から届けられるプリントなどを材料に家庭での学習を続ける子どももいる。

しかし、学習量は次第に少なくなっていくかもしれない。ゲームに没頭するなどの気分転換の時間が多くなっていくかもしれない。今まで身についていた生活習慣もルーズになっていくなど、子どもの家庭での行動が家族の目には自由奔放なふるまい、わがままを許しているように映る時期でもある。この時期は、さなぎの時期とも言われるように、成長していることは確かであるが、しかし、さなぎのように静かなわけではないから、何も言わない見守りの姿勢ではなく、子どもの個性（発達特性）をしっかり知る時期であるととらえ、子どもが本音を言える会話を心がけなければならない。その子どもに適した社会適応を考える時期である。

「**適応準備期**」は、実際は、高校進学を控えた時期、あるいは高校を卒業していればその後の進学や、アルバイトなど実社会をめざす準備の時期である。不登校のほぼすべての子どもが高校に進学したいことを口にする。高校を卒業すれば、その後の進路の選択肢が増えることを知っている。しかし、受験に向かっての主体的な取り組み（受験勉強にかける時間や意欲）は、子どもによって差がある。主体性が育つか、育てられるか、それによって子どもの今後の適切な高校が選択される。適応準備期は、子どもの主体性を評価する大切な時期である。

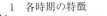

「再適応期」は、再び登校するようになる、あるいは高校、専門学校や大学への進学、社会での活動（アルバイト、就職など）の時期である。高校に進学した場合、高校生活は、卒業後の社会適応を念頭に、自信の回復やアイデンティティの確立の時間である。

2　各時期の感情

子どもの感情（海面下の第1層）は、それぞれの時期によって違っている。子どもとの会話で心がけなければならないことは、共感（子どもの感情を共にする）と、傾聴である。時期による感情の違いを知ることで子どもに共感する具体的なことばがかけやすくなる。

感情は、同じような意味に、情動、情緒、気持ち、気分の表現がある。感情は、これらの総称である。

情動は、一時的で急激な感情の動き、気分とか気持ちは比較的長く続く感情として使い分けられる。気分が悪いと言えば、陰性感情が比較的長く続いていることを指し、会話の時に相手のことばに即座に反応して表れる怒りや嬉しさの感情は情動である。

感情は、他の動物にも備わっている6つの基本感情（驚き、恐れ、怒り、喜び、悲しみ、恥ずかし）があり、その他の感情は、基本感情から派生したものである。また、感情は陽性感情、陰性感情に分けられる。驚きの感情は、陽性と陰性感情の両方の性格を有する。さらに、感情は向けられる相手によって、自分に、他者に、環境に向けられる感情に分けられる。

感情は、人（自己、他者）やできごとをどう受け取るかによって（認知）、陽性感情や陰性感情として表れ、その強さも違ってくる。また、人に対する信頼度によっても表れる感情は違ってくる。同じ指示的なことを言われても、信頼のおける人から言われた場合は素直に受け取れ、信頼できない人だと、反発の感情で返したくなる。認知と感情は切り離せず、日々の行動は、認知・感情に大いに影響される。陰性感情だから動けないとか、陽性感情だから動くことができるとか、そう単純ではない。腹が立つから動かない場合もあるし、腹が立つから発奮して動く場合もある。認知・感情・行動は一連の流れの関係にある。認知するから感情が表れるのか、感情が認知の仕方を左右するのかは議論されるところであるが、不登校の氷山モデルでは、認知するから感情が表れるという考えで、認知を海面下の第2層に置いている。認知の仕方を左右する認知の発達は、第4層に人との関係を位置させたように、人との相互作用によって育まれてくると考える。特に幼少期の家族との関係は認知の発達に大いに影響する。

不登校の各時期によって、認知の対象が違ってくるので表出される感情も違ってくる。

適応努力期、心身症期、再適応期の感情は、不安、緊張、心配、いらだちが主である。これらの感情の強さは、適応努力期よりは心身症期が強くなっていて、再適応期では、適応努力期、心身症期に比べて軽減されていることが期待されるが、再適応期は再び学校生活に身を置くことで、増強されることも予想される。再適応期の陰性感情が増強されるようであれば、学校生活が再び継続できなくなることも危惧される。息切れ期、適応準備期は、子どもの認知の修正に焦点をあてたかかわりを意識しなければならない。

息切れ期、適応準備期では、登校していた時期に抱いていた不安や緊張からは少し解放されるが、家族のことばやかかわりによってはいらだちなどの陰性感情が激しく表出される時期でもある。家庭での子どもの過ごし方に対する家族のことば、そのことばに対する子どもの認知・感情に引き続く行動、その行動に対するさらなる家族のことば、そのような相互のやりとりによって子どもはいろいろな感情を表出し、その強さも攻撃的な激しい感情から比較的落ち着いた感情までさまざまである。母親、父親、きょうだい、祖父母など、家族が不登校を意識し、それぞれの思いの違いから、子どもにかけられることばが違ってくる。家族成員それぞれの子どもへの思いの違いは、家族相互の関係性にも影響する。家族の中で母親が子どもに対応する場合が多いから、子どもは感情を母親に向けることが多くなる。他の家族は、子どもの状態が悪くなればいらだちを母親に向け、家族成員の互いの関係は、子どもが不登校になる前とは違ってくる。このような家族成員間の関係がどのようであるか、家族機能の見たてが大切になってくる(147頁)。さらに、子どもも、不登校になる前に家族それぞれに抱いていた思いの違いから、家族それぞれに対してことばや感情をあからさまに使い分けるようになる。

子どもは、家族の誰がどのようなことばを自分にかけるかは予想できる。適応努力期、心身症期にどのように家族がかかわってくれたかによって、自分を理解してくれそうな家族と、そうでない家族に対して、はっきりと認知・感情を使い分ける。子どもは、学校生活では自分の感情を抑えていたのに比べ、家族には気楽に感情をむき出してくる。子どもの家族それぞれに対する感情は、母親にはいらだちと甘え、父親には冷静、恐れ、嫌い、むかつき、不満、きょうだいには甘えと怒り、祖父母にはいらだちなどである。

息切れ期は、反抗と依存に伴うさまざまな感情が表出される。理屈を並べて反抗し、怒り、不満、うらみなどを吐き出しているかと思えば、退行し赤ちゃんぽいことばで甘えてくる。

家庭での子どもは、家族が自分を理解してくれないと思ってしまった子どもと、少しは理解してくれたと思う子どもとでは違ってくる。家族の誰にも感情を露にしない子どももいる。そのような場合は、家族は誰も自分のことはわかってくれないあきらめ、絶望かもしれない。将来、人を信頼することにつながっていかないかもしれないので、このような状況は避けたい。

子どもの感情が安定に向かうのは家庭しかない。子どもが再適応の力を育むために、子どもが安定できる家庭環境を作ることが家族の役割である。そのためには家族成員間で責任転嫁はやめ、再適応のときに抱く不安や緊張の感情を軽減させるよう認知の修正にかかわることが肝心である。

まとめ

適応努力期や**心身症期**の感情は、学校生活への不安、緊張、いらだちが主であるが、家庭生活が中心になる**息切れ期以後**は、子どものわがまま、試し行動、退行など（ただし、これらの行動は大人からみた判断であって、子どもはそのようには思っていない）への親、家族のかかわりに対する反抗、依存に伴うさまざまな感情（いらだち・むかつき、不満、嫌い・憎い、怒り、恐れ、緊張、がまん、驚き、悲しみ、後悔、恥ずかし、心配、不安、愛情、希望、喜び、安心、満足など）が表出される。

息切れ期は、表情は明るさを取り戻し、親や家族のそれぞれに、その時々のかかわりに陽性感情、陰性感情を表すが、根底には学校、勉強のことに対するうつ、自責、いらだちの陰性感情が潜んでいる。根底に潜む自責感が、家族のかかわり方次第で刺激され、反抗とともにさまざまな感情が表出される。

適応準備期や**再適応期**には、以前と同じような場所に自分を置こうとしている、あるいは置くことで、再び不安、緊張が高まってくる。

第四章　子どもを知る

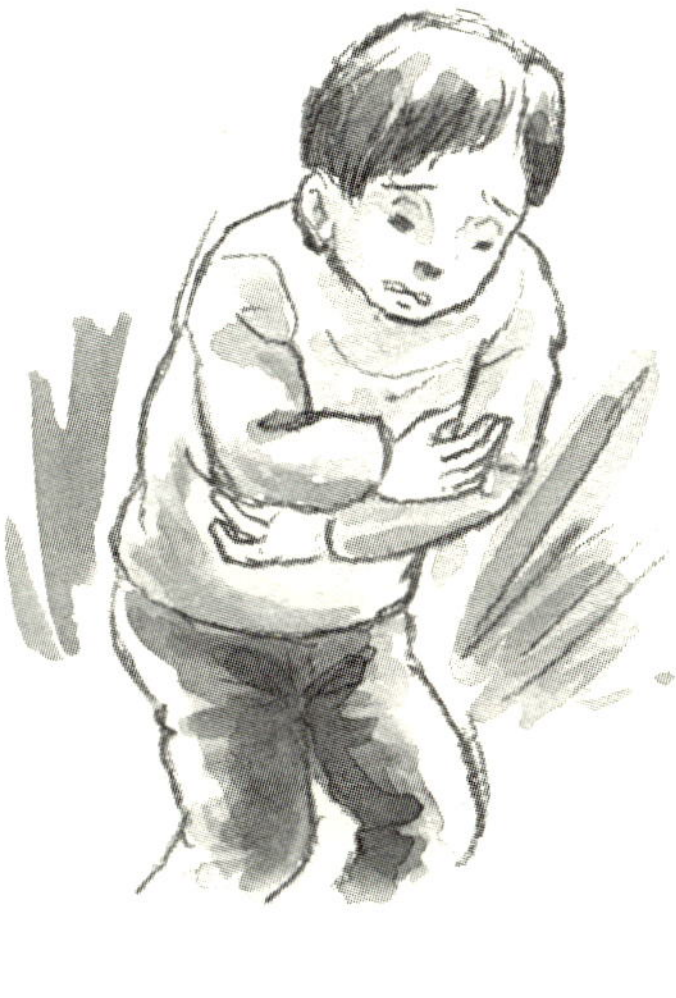

身体のリハビリであれば、まず病気の個所の特徴を知ることに努めるが、心のリハビリは、社会適応、自立が目標となる発達支援であるから、その基本になる発達が順調であるかを評価することが大切になる。その子どもが今の環境への適応に困難感を抱いているのなら、発達のどのような点が未熟で、あるいは歪みがあって困難になっているかを考えることが、子どもを知ることにつながる。病気の場合、精確な診断のもとに治療がなされるように、精確に子どもの発達を評価しなければ、適切な発達支援に結びついていかない。しかし、子どもを知ることは、決して容易い作業ではなく、子どもを知るまでに時間がかかっている場合が少なくない。

その子どもがある環境にうまく適応できていない時に、単にことばで指摘し、修正しようとすることが多い。たとえば、「そのくらいのことで不安になるなんておかしい、直さないと困るのはあなたよ」、「あなたはわがまま、少しはがまんしなくては」などは、誰にでも言えることであり、言われた子どもはただ叱られているとしか受け取れない。具体的な方策を考えてかかわらなければ子どもの発達を支援することにはならない。ある環境でその子どもがなぜ過剰な不安に陥るのか、なぜ自己中心性が強いのかなど、その子どもの認知や自律の発達の特徴を知ることに努めなければ、不登校などの子どもの心の問題を理解し支援することはできない。

1　子どもと母親との出会い

子どもが登校をしぶり始めると、たいてい、母親と子どもが一緒に来所する。初回は、母親と子どもの同時面接から始まり、子どもが面接の雰囲気に慣れてきたと思えば、子どもとの個別面接、その後に、母親との個別面接、最後に同時面接の時間を設けて終了する。

個別面接ではそれぞれの思いを聴くことができる。母親の話の中心は、当然であるが、子どもの登校できない行動の改善についてである。子どもは、登校できない行動より今の気持ちを理解してほしいと訴える。母親の話は子どもの行動に焦点が当てられ、子どもは自分の気持ちに焦点を当てる。当事者は子どもであるので、何はさておき子どもの気持ちを聴く姿勢が大切である。

同時面接では、子どもの気持ち重視と母親の行動重視の思いのくい違いや、家庭での子どもと母親、お互いを主張し合う会話の内容が反映される場になる。子どもの気持ちを子どもに確認し、補いながら母親に伝え、母親が少しずつ子どもの気持ちを理解しつつあることが子どもに伝わるように、子どもと母親の仲立ち的な役割を果たすことになる。初回は、子どもの気持ちの少しを母親に届ける時間になる。

その後の定期的な面接では、子どもの思い、母親の思い、母親の子どもへのかかわりを聴きながら、母親が子どもの登校できない行動の改善への焦りの気持ちから、子どもの気持ちを知ろうとすることにどのくらい重点を移してきたかを評価する時間になる。

母親は、子どもにかかわる時間が、量、質ともに多い。子どもは、母親が子どもの一番の理解者になってくれることを望んでいる。母親が子どものことばの意図を推測しながら、母親の思いを加えて子どもに返した時、子どもからどのようなことばが返されるかによって、母親の子ども理解が深まってきたかどうかが評価できる。母親と子どもとの会話は必ずしも穏やかなときばかりではない。スムーズな会話のながれの時もあれば、そうではない時もある。母親と子どもの日常の会話がどのようであるかを聴きながら、子どもの気持ちが安定し行動が改善していく過程を、母親とともにつきあっていくことになる。

現実には、子どもを知るまでにかなりの時間が費やされてしまう。母親は、なぜ子どもは登校できなくなったのか、なぜ他の子どもと同じようにできないのか、まさか私の子どもが不登校になどの疑問が繰り返され、無性ないらだちで混乱状態になる。勉強が遅れてしまう、将来は絶望的であるとか、子どもが当事者であることを忘れ、まるで母親が学校に行っているような感覚に陥って、子どものことばや気持ちを否定し、登校できない行動を咎めてしまう。このことが、子どもをますます追いつめることになる。早く登校できるようにしなければの焦りの気持ちが、子どもを知ろうとする気持ちを遠ざけてしまう。

子どもの登校しない行動の異変に驚き焦っている時に、一呼吸おいて子どもの気持ちを考えることにスイッチを切り替えることは、子育てに対する責任感の強い母親の気持ちからすれば、かなり難しいことではある。

2　子どもの思い、母親の思い

母親からまず話されることは、登校をしぶり始めた頃や、休みが続くようになった頃の子どもの様子、登校させるように試みたが効果はなくついに登校しなくなったいきさつである。母親の来所の最大の目的は、登校させるにはどうすればよいか、これからどうするのが最善か、家庭での子どもの日常行動にどうかかわるべきかを知りたいためである。とにかく、子どもを登校させたくて、母親としてできることは精一杯してきたけれども、万策つきた感での来所である。また、母親からすれば、なぜ登校しなくなったのかほんとうの原因が知りたいのである。原因がわからなくて、原因を取り除けていないから、登校できないと考えていることが多い。登校できないのは、ほんとうの原因にたどりついていないからだと考えていることが多い。無意識に疾病モデルによる対応になるのは、一般に問題解決の方法が疾病モデルで処理されることが多いため仕方のないことかもしれない。最初から、子どもの個性（発達特性）に焦点をあてた対応は無理かもしれないが、心の問題に対して疾病モデルで対応しても解決には至らない。

登校させる試みの具体的な内容は、無理やり起こす、なだめすかす、時には脅迫的なことばで登校させる、車で送る、車から降りなければひきずって降ろす、教師の助けを借りて教室に連れて行くなどである。しかし、次第に蒲団に潜り込んで起き出さなくなる、起きたとしても登校の準備をせず、登校しない日が続くようになっていくことが話される。お互いが〝またか〟の嫌な気分で朝が始まる。子どもは、登校できないことで悶々としている陰性の気分に親の第一声で火がつき腹立たしい口調になる。毎朝、はげしいことばの応酬になることが母親から話される。

母親と話を続けていると、母親の傍でふてくされて座っている子どもは聞き役に徹していると思いきや、ところどころで口をはさむ。母親の正当性を訴える一方的な発言や、子どもの気持ちを曲解している発言にがまんができなくなるのであろう。母親のことばをそのまま受け取ってもらっては困ると思っての子どもの反論である子どもは、「学校に行くと疲れる」と言う。母親は「あなただけ疲れているわけではない、勉強が遅れて困るのはあなたよ」と即座に言い返す。母親は、学校では、子どもが言っているような様子とはまったく違っているとの担任のことばを引き合いに出す。「楽しそうに友人と話しています。学校にいる時は特別に変わった様子はありません。登校をしぶっても、とにかく学校に連れ来てもらえれば何とかなります。無理にでも連れてくるようにしてください。今を乗り越えれば、普通に登校できるようになるでしょう。休みが続けば癖になります。勉強も遅れて、登校がますます嫌になります」と。

確かに登校できた日は帰宅後も機嫌がいい。この分だと明日も何とか登校してくれるだろうと思っていると、朝になると裏切られる。こうして落胆させられる毎朝となり、母親も半ば投げやりの気持ちになってくる。毎日、今日も休みますという連絡を担任に入れることにどっと疲れを感じるようになる。担任と電話で話していると、担任は、学校での子どもの様子が、私が話す家庭での様子とあまりにもちがい過ぎるので、担任のことばの端々に、登校できないのは母親の厳しさが足りないからではと疑われているように感じる。担任から今を乗り越えたら何とかなると言われたことを信じて、今日はどうしても無理だろうと思う日以外は、力ずくの登校を試みてきた。しかし、今はもうあきらめつつありますと、母親の疲れた発言である。

3　身体症状を訴える子ども

登校しぶりの子どもは、特に午前中に頭痛や腹痛などの不定愁訴を訴えるとか、心身症を併発していることが少なくない。

心身症は、身体疾患の中で、その発症や経過に心理社会的因子が密接に関与し、器質的ないし機能的障がいを認める病態と定義されている。心身症の発症や経過に関与する密接な心理社会的因子は、**表2**（89頁）に示しているように人との関係性の問題であることが多い。従って、子どもの不定愁訴や心身症は、子どもを取り巻く人（親、友人、教師など）との関係性の問題に気づいてほしいための子どもから発せられるサインと考えなければならない。不定愁訴や心身症そのものを改善することに、つまり、サインにとらわれていては、子どもと人との関係性の問題は気づかれないままに過ごされることになる。

不登校に不定愁訴や心身症を伴ったときに、これらの身体症状を治せば登校できるようになるだろうと考えるのは早計である。家族は、どのような関係性の問題が潜んでいるかを話し合い、家族一致の取り組みが改善につながる。しかし、家族は、子どもの問題を、母親に責任転嫁することが多い。子どもに自分のことで家族の不協和音が高まったと感じさせると、子どもの状況を悪化させるだけである。専門の相談機関の助言や学校との連携も欠かせない。

(1) 朝、頭痛を訴える子ども ――子どもが登校できない理由を言えない理由――

【子どもが不登校になるまでの母親の苦悩メモ】

朝、子どもは頭が痛いと言って学校を休んだ。今まで、学校を休んだこともなかったので風邪を引いたくらいにしか考えていなかった。この日が、これからの長い闘いの最初の日だったとは、この時は全く予想もできなかった。病院を受診し、頭痛を和らげる頓服薬をもらった。

しばらくしたある日いつもの時間に起床してこなかった。頭が痛いから休むと言った。以来、子どもから起きることはなく、毎朝、頭痛を訴えるようになった。

病院での精密検査は異常なかったが、朝の頭痛は続き、何度も声をかけてやっと起床する状況になった。学校に行きたくないための仮病ではないか、病気に逃げているのではないかと疑った。とにかく今は勉強が遅れたら、ますます学校に行きづらくなると思って車で送迎することにした。なだめすかして車に乗せ、遅刻寸前で連れて行くことが多いので、私の方が職場に遅刻する毎日である。車で送っても学校に着くと頭痛がひどくなったと訴えて車から降りず、そのまま帰宅する日もあった。不登校の文字が頭の中にくっきりと浮かぶようになった。とにかく、登校できるようにしなければという焦りだけが強くなっていった。

何が何でも登校させるのがいいのか、少しの間休ませて気力を取り戻させるのがいいのかわからない。学校にいる時は元気であるという学校からの情報が、送迎を続け無理にでも登校させようとする気持ちを強くさせた。正直言うと、勉強が遅れては困るから、休ませることはできないと思っていた。

さらに、もし、休ませでもすれば、家族からは私の努力が足りないとか、休むことを母親も許している、甘いと言って私が非難されることは確実である。私に向けられる家族からの批判のつぶやきをも気にしながらの子どもへの対応である。子どもがこのような状況になると、家族も、知人たちも、何かにつけて、それぞれがもっともらしく勝手なことを言って、自分の助言が一番正しいように言ってくる。専門家でもない外野の勝手な意見に翻弄され、右往左往している自分が見える。事態がうまく運んではいないから、結局、私のやり方が悪いと責任をひとりでしょい込まされているような気持ちになる。

送迎を続けた。学校に入ってくれたとほっとした気持ちもつかの間、「子どもさんは気分が悪いと言っていますから迎えに来てください」と、午前中に学校から呼び出しがかかる。今日もまたかと、子どもか、家族か、それとも自分か、誰に向けていいのかわからないいらだちが込み上げてくる。担任からは、「とにかく学校に連れて来てください。学校に来れば何とかしますから」と言われていたのに、学校は何もしてくれないではないかと、学校にも怒りが込み上げてきた。子どもに振り回され、学校に振り回されている気持ちになる。私の努力が子どもにも周囲にも伝わらないことで、気持ちが切れそうになる。

登校しない日は部屋で何をしているか気になって仕方がない。勉強している様子もない。このままだと勉強に遅れて、ますます学校から遠ざかってしまう。家族からは私が責められる。私の何が悪かったのだろう。

学校を休むようになって、頭痛の訴えもほとんどなくなった。夕方から夜にかけてはテレビを見て笑っている。元気そうな姿を見て、いらだつ気持ちをできるだけ顔には出さないようにして、「明日はどうするの」と尋ねてしまう。「明日は行くよ」と言う。朝になって起こすと不機嫌でなかなか起きてこない。無理やり起こしても登校しないだろうと思って、そのままにする。

登校刺激や、勉強刺激のことばはずいぶん少なくしたつもりであるが、母親の顔にはくっきりと書いてあるのかもしれない。子どもは私を避けているのがわかる。食事もさっさとすませ自分の部屋に行ってしまう。

ゲームに没頭するようになった。登校しなくなった最初のころは、学校から届くプリントにいくらか手をつけていたが、次第に見ることもしなくなった。担任の訪問にも会うことはなかった。わざわざ届けてくれているプリントに手をつけるように注意しても右から左である。執拗に注意し始めると反抗的なことばを並べたて逃げていく。昼を回って起きるようになり、就寝は明け方になってきた。少なくとも昼夜逆転にならないようきちんと規則正しく送らせましょうと言われるけれど、親の言うことは全然聞かなくなったのだから、どうしようもない。ゲームを褒美にして、するべきことを約束したけれども一日も守らない。ゲームを取り上げることも試みたが、激しく抵抗し暴力を振るうようになった。

友人がたまに遊びに来てくれる。楽しそうではあるが、子どもの様子をみていると友人にずいぶん気を遣っている。わざわざ来てくれたためかとも思ったけど、もう少し自分のしたいようにすればいいのにと思う。母親に攻撃的に接する態度と、友人に接する態度がずいぶん違っているように思う。

【登校できない理由の気づき】

一般の病院ではなく、心療内科を受診した。親には話せないことを子どもは話すかもしれないことを期待しての受診である。これまでの病院とは違って、何でも気軽に相談できる病院だから、短時間でも会うだけ会ってみようと子どもを説得した。

「登校しないといけないと思っています。だけど、身体が思うように動かないのです。」と、私に言っていることと同じことを言っていた。「5分だけでもあなたとだけ話ができるかな？あなたと話した内容はお母さんには言わないから」の提案に子どもは頷き、私は診療室から出た。

30分近く経って、子どもは診療室から出てきた。私が入るように促された。子どもとすれちがった時の子どもの顔色は30分前とは違って少しすっきりしているように見えた。

母親との単独面接になった。「毎日、大変だと思います。登校すると言いながら、登校できていないので、学校に行きたくないのが本音かもしれません。行きたくない理由は、子どもさんはお母さんに何と言っていますか。母親として、思い当たる理由はありますか」。このような問いに、正直、半分は私の推測で答えてしまっている自分に気づいた。登校させることに頭がいっぱいで、口を開けば、登校刺激、勉強刺激だけで、登校させるための方法だけを私なりに考え、子どもの声にしっかり耳を傾けてはいなかった。子どもは私に登校できない理由を言っていたのかもしれないが、それを私は頭の中にしっかりとどめなかっただけであったかもしれない。

「なぜ登校できないか？　はっきり言ってくれないとわからない」と、子どもに繰り返してきたが、振り返ってみれば、登校できない理由は、私が理由として取り上げてこなかったか、理由として取り上げたくなかっただけであったように思う。子どもとすれば正当な理由だったのに、私はそのようなことは理由にはならないことを子どもに伝えていたのかもしれない。登校できないという行動の改善ばかりに気を取られず、最初からもう少し冷静でいられたら、もっと早く気づくことができていたかもしれない。

「登校しなければならない気持ちはあるが、○○の気持ちが強いから登校できない」というのが、子どもの言いたかったことである。子どもは、この○○を、これまで何度も言ってきたのに、私はそのような○○は理解できないと感じさせる返事をしてきたので、もはやわかってもらえないだろうとあきらめ、仮に言ったとしても、お互い気持ちの荒立ったことばの応酬が予想されて、言えなくなっていたのである。子どもは自分をいつまでも理解してくれない母親にいらだち、母親は子どもの考えていることが理解できなくていらだち、お互い口を開けばお互いを非難する会話が繰り返され、しかも激しくなっていくしかなかった。母親が、自分の子どもを理解しなければ、誰が理解してくれるのだろう。子どもが登校できない理由も、その理由を母親に言わない理由も、時間はかかったがわかってきた。

〈参考〉 子どもの言い分

頭痛を訴えた時は、急に痛くなったようにとらえられたが、そうではない。ほんとうに頭が痛くなるまでには、何かにつけ気分が滅入ってきて、正直、学校で過ごすことが苦になっていた。

親は急に勉強しなくなった、学校をさぼり始めたととらえていたが、自分なりに頑張ってきた。勉強についていかなければと思っていた。親は自分のことを思ってかかわってくれたことはわかっている。自分のことを思ってくれている割には、自分にかけることばが単純すぎる。簡単に言えば、宿題の確認と勉強刺激だけだった。それだけに、勉強がしんどくなったとはなかなか言い出せなかった。

勉強しないといけないことはわかっているし、自分としては精一杯頑張ってきたつもりだ。でも、成績はかんばしくないから、「勉強しなさい、宿題すませたの、勉強は自分のためにするのよ、勉強しておかないと将来困るのはあなたよ」、親が口を開けば口癖のようにそんなことばかり言う。自分でも気になっていることは勉強のことだから、宿題の確認と勉強刺激だけが耳に騒々しく残るようになった。素直に、「わかった」と返事してきたけど、毎日同じことを言われると、さすがにしんどくて、心の中では「うるさい、わかっている」と反発したくなる。「勉強がわからないのだったら、塾に行きましょう」と言われる。塾に行くのは乗り気じゃないけど、行かなければ親が承知しない。だから、塾にも通った。「塾に通って、お金を使っているのに、どうして成績が上がらないの？　親の苦労がわからないの？」とも言われた。いろいろな病院に連れて行かれた。自律神経失調症、片頭痛、不眠症などの病名をつけられた。そのような病気ではないと思う。気力が無くなったのが今の自分の病名だと思う。

自分としては精一杯だった。精一杯の気持ちのところに、勉強の話ばかりされると、もうどうでもいいという投げやりな気持ちになった。投げやりの自分を許せない、でも気力がわかない。頭の中は相反する気持ちが渦巻いて混乱する。ゲームに没頭している時だけが、混乱している気持ちから逃げることができる時間になってきた。

夜になるのは嫌だった。明日がくるかと思うと嫌だった。起きれば登校しないといけないと思うことで、なかなか寝つけなかった。結局、朝起きることができなくなった。親の怒りの声で起きなくてはならなかったが、身体のだるさと気分に負けて登校できなかった。

仮に、登校し始めても、勉強に追いつかなければならないし、追いつかなければこれまでと同じことを言われて、同じ繰り返しがいつまで続くのかと思うと、やる気よりもしんどさが先に立ってしまう。「他の子どもも同じような環境に置かれているのよ」と比較されて、自分は努力していないかのように言われることに、なげやりの気持ちが強くなった。

(2) 過敏性腸症候群の子ども ―自分にあった歩みで自信をつける―

毎朝、起床時から、お腹がゴロゴロしてくるのがわかる。トイレをすませると少しは治まるが、痛みは続く。今日も下痢である。学校でトイレに行かなくてすむように、お腹を空っぽにしたという感覚にならないと落ち着いて登校できない。しだいにトイレの時間が長くなっている。学校は遠くないが、遅刻しないために起床時間をだんだん早くしなければならなくなってきた。

朝食は食べないようにするか、消化のよさそうなものを少し食べてから登校する。それでも、学校でお腹が痛くなったらどうしようと不安になりながら登校する。昼食後の腹痛の不安から、昼食も控えている。「空腹でもゴロゴロするわよ」と言われ、確かにそうだと思うけど、私の場合は確実に痛みを伴っていてトイレに行かざるをえなくなる。

「痛くなったらトイレにいけばいいじゃない」と簡単に言うけれど、学校でトイレに行くのは勇気がいる。授業中に行けば、教室に戻るまでには時間がかかる。2回も繰り返すと、さぼっていると思われる。そのうち、面白おかしくつぶやきの標的にされる。親友になら打ち明けても大丈夫だろう、理解してもらえるだろうと思って、身体の事情を少し説明したら、知らないうちにすぐに広まっている。学校の子どもの世界は大人が考えているよりきつい。

痛みをがまんしながら授業を受けているから勉強に集中できない。どうしても辛抱できない時は保健室で休ませてもらっている。保健室に行く機会が増えると、何を言われるかわからないから極力がまんする。

授業中にお腹が少しでもゴロゴロし始めると、近くの席の友人にばれはしないかと心配になる。私の方に視線が向けられただけで、ばれたのではと不安な気持ちに襲われる。私の周囲に誰もいないという席はないから、担任には事情を説明し、一番後ろの廊下側か窓際の席にしてもらった。このような席に固定されると友人からクレームがきそうなので、いつまでもは望めない。テストなど、特に静かな時間であるとお腹の音がばれるのではと、余計に心配や不安が高まってくる。勉強にもテストにも集中できなくなって、成績も下がってきている。このままだと志望高校への進学も危うい。早く治りたいから、定期的に受診し、薬も服用しているが、よくなっている実感はない。過敏性腸症候群と診断されている。

いつごろから腹痛が始まったかは正確には覚えていない。勉強がきつくなり始めて、成績を落としてはいけないと考えるようになって、夜もあまり眠れなくなってきてから、次第にお腹をこわすようになってきた。学校で、授業中にトイレに行きたくなったらどうしようとの不安に襲われ、不安が頭から離れなくなっていた。家族からは気にしすぎだと言われ、できるだけ考えないようにしてきたが、簡単には離れさすことはできない。今日はきっと大丈夫であると自分に言い聞かせながらの登校であったが、教室で少しでもお腹に違和感を覚え始めると不安の方が勝ってしまう。ある日、授業中にお腹がはってガスが動いているような感じがして、おしりがもぞもぞしてきた。がまんしていて何もなかったと思ったが、ちょうどその時後ろの席の友人の机がガタっと動いた。ひょっとして、ガスがもれて、それに気づかれたのではと思った。友人がはっきり口に出したわけでもないが、気づかないうちにガスがもれたのではないかと不安が増した。私の思い過ごしかもしれない不安が膨らみ、腹痛は強くなっていったように思う。

学校に着いた時、腹痛が強い時は、保健室で休ませてもらって教室に入るか、腹痛が軽くならなければ早退するようになった。午前中は登校できない日も多くなってきた。始業式など皆が集合する静かな会合や、皆と一緒の学外活動にも参加できなくなった。

教室に入らなければならないと思うと不安や緊張が高まるので、登校できる日は別室での学習になった。テストも別室で受けるようになった。教室に居るより気持ちは少し楽になったが、ひとりで勉強している自分をみじめで情けなく思った。早く良くならなければ高校受験に失敗するかもしれないと、進学への不安も重なってきた。

別室で勉強している私の姿は、楽になっているように見えたのだろうか。担任が、「来週の実力テストは教室で受けてみるか。高校受験は、集団で受けないといけないから、少し慣れるようにがんばってみるか」と、誘われた。私もいつかは集団で受けることができるようにならなければいけないと思っていたから、何の躊躇もなく承諾した。その夜は、不安や緊張が一段と高まった。テスト中にお腹はほんとうに大丈夫だろうか、途中でトイレに行きたくなりはしないだろうか、ガスが漏れはしないだろうか、いろいろ頭に浮かんできて寝つけなかった。翌朝は、腹痛が強かったが別室登校はできた。結局、実力テストは別室で受けさせてもらうことになった。テストの結果は悪くなかったが、集団で受けていたら結果はどうだったかわからない。

家族は、不安や緊張が和らぐようにいろいろと気を遣ってくれた。私の日常に改善がないことを責めることはなかった。身体が一番だから、これから3年間無理なく高校生活を送れるところを選択しようと言ってくれた。担任の普通高校に進学できる実力はありますとのことばに揺れた。悔しい思い、情けない思いで混乱はしたが、高校は休みが重なると休学か中退が待っていることは、夏休みに開かれた高校の入学体験の話からわかっていた。

今の私は、休まず登校することに自信はなかった。普通高校に進学し挫折すれば、ダメな自分を積み重ねていくだけになる。自分への失望感を強くさせ症状はますます強くなりそうである。普通高校に進学し、どうしても無理な時は通信に進む方法もある。毎日、メトロノームのように、普通高校と通信高校に針が揺れた。

母親は、私の悩みが強くなっているのを察してか、「3年間続けることのできるところを選べばいい」と、毅然と語気を強めて言った。「決して恥ずかしいことではない。友人と比較しなくていい。逃げたという思いにとらわれなくていい。もう十分がんばってきた。これからフル回転ではなく、余力を残しながら進めばいい。」このときほど母親の存在を強く感じられた時はなかった。

母親のことばで決心できた。母親は私が逃げているのではないとはっきり言ってくれた。私は、これまで経験したことがないくらい気持ちが楽になった。通信高校に進学することにした。何もかもすべて吹っ切れたといえばうそになる。この時は、ほんとうにこれでよいのかとの思いが少しは残った。

通信高校では、レポートの提出・評価、スクーリングなど、何かにつけて不安や緊張が高まり、腹痛はあったが、中学の時に比べ、その強さは比較にならないくらい軽かった。自分でも笑顔がもどってきていることを感じた。高校2年生の中ごろから、腹痛もほとんどなくなった。

あってもテストの日などの特別の日だけで持続することはなかった。スクーリングは集団の授業だったが、少数だったので、さほど緊張しなかった。

通信高校を選んでよかったと思う。小さい自信が生まれていることをはっきり実感できた。自信といっても、これまでのものとは何か違っていた。中学時代、成績を上げることが自信につながると思っていた。勉強で自信をつけようと思って、逆に自分を追い込む結果になっていた。今は、自分に合った生き方でよいと考えることができるようになった。これからも自分に合う道を選べばよいと思えた。

コラム

1 過敏性腸症候群

思春期やそれ以後に多い心身症である。治療として、食事指導、生活習慣の改善、消化器症状に対する対症的薬物療法（整腸薬、止痢薬、下剤など）、精神症状に対しては抗不安薬、抗うつ薬が投与される。学校では腹痛が悪化した時の保健室の利用、教室では不安や緊張を和らげるため席などの配慮が必要になる。①頻回に腹痛を訴える反復性腹痛型、②起床時すぐに腹痛、便意が始まり何度もトイレに行く下痢型、③放屁や腹鳴に恐怖や苦悩の強いガス型などがある。

本疾患の疑われる症状は、●登校前に腹痛が悪化する、●トイレにいる時間が長くなる、●授業時間は放屁音を漏らしそうになる、●腹痛や便意により学校生活に支障をきたしている、●外出先ではトイレが近くにないと落ち着かないなどである。

2　心身症（表2）

心身症は、身体疾患のうち、その発症と経過に心理社会的因子が密接に関与し、器質的ないしは機能的障害の認められる病態を呈するものであり、神経症やうつ病などの精神障害に伴う身体症状は除外される。自律神経系、内分泌系、免疫系などを介して、特定の器官系統に固定して、はっきりした器質的病変や機能的障害が認められる。

主な心身症の概要について記載する。

◆遺尿症（夜尿症、及び昼間遺尿症）

夜尿症は、5歳を過ぎても夜間就寝中に遺尿を生じる状態である。機能的膀胱容量の少なさ、下垂体機能など神経・内分泌系の問題、心理的ストレスなどの関与が考えられる。一次性（生来型）夜尿症は、乳児期から夜間の排尿抑制機構が獲得されないまま、いわゆるおむつがとれないまま夜尿が続いている場合である。二次性

表2：各小児期の主な心身症・関連疾患と誘因

（小児期）　心身症・関連疾患	誘　　因
（乳児期） 吐乳、下痢、便秘などの消化器症状、心因性発熱、円形脱毛症、被虐待	母親のいらいらした感情、几帳面すぎる育児態度、愛情の欠乏・放任、生活環境の不備
（幼児期） 指しゃぶり、自慰、遺尿症、遺糞症、頻尿、吃音、気管支喘息、チック、周期性嘔吐症、憤怒けいれん	弟妹の出生、嫉妬心、同胞間の玩具の取扱い、競争心、感情的育児態度、両親の共働き、愛情の欠乏・放任
（学童期） チック、気管支喘息、心因性嘔吐、心因性頭痛、心因性視力障害、抜毛症、歩行障害、選択的緘黙症、不登校、起立性調節障害	同胞との関係（嫉妬心、競争心）、親子関係（厳格、過保護、過干渉、過剰期待など）、友人関係、教師との関係、学業、塾
（思春期） 気管支喘息、起立性調節障害、過敏性腸症候群、過換気症候群、摂食障害	個人の能力、身体的障害、親子関係、教師との関係、異性関係、進学の問題、人生観、社会観

（高木俊一郎：子どもの心とからだ、創元社、1989より一部改変）

（獲得型）夜尿症は、一度獲得された後に夜尿が生じるものをいい、二次性の頻度は少なく心理的ストレス（引っ越し、きょうだいの出生、入院、虐待など）の関与が考えられる。

昼間遺尿症は、昼間に尿を漏らすものをいい、尿意の知覚と排尿反射の抑制にかかわる神経学的要因による。漏れ方は尿意が小さくじわじわ漏れて尿量が少ない場合と、尿意が大きくがまんできず多量に漏れる場合がある。学校など集団生活で友人からのからかいなど、対応に心理的な配慮が必要である。

◆遺糞症

遺糞症は、排便が自立すべき4歳を過ぎても、不適切な場所で無意識に排便し下着に便をもらす状態である。多くは便秘を伴う。強制的なトイレットトレーニングや叱りすぎなどの養育が関係しているかもしれない。便秘を伴う遺糞症は、排便時に疼痛を伴うことで排便を避けがちになり、そのことで便秘がひどくなって便塊が貯留し、下着にもらすという悪循環が生じる。ますます親子関係が緊張する。治療は、便秘の改善に焦るなど強制的な対応は控えるとともに、親子への心理的支援が必要である。

◆チック

チックとは、突発的、急速、反復性、非律動性の運動あるいは発声である（DSM-5）。①トゥレット障害、②持続性（慢性）運動性または持続性（慢性）音声チック障害（運動性チックは、まばたき、顔をゆがめる、口角を引くなど顔面の動きが多く、その他頭を振る、肩をピクつかせる、急にジャンプするなど。音声チックは、咳ばらい、奇声を発する、汚言など）、③暫定的チック障害に分けられる。

対応として、やめさせようとする声かけで緊張を高めることは効果的ではない。多くは環境調整のみで軽快する。粗大なチックや音声チック、そのために社会生活に支障が大きい場合は薬物（ハロペリドール）の投与が必要である。

暫定的チック障害は、チックは一日中頻回に起こり、ほとんど毎日、少なくとも4週間続くが、連続して12か月以上にわたらない。

持続性（慢性）チック障害は、1年以上の期間中間欠的にみられる場合である。

トゥレット障害は、多彩な運動性チックと音声チックが存在する持続性（慢性）チック障害で、強迫性障害や注意欠如・多動性障害を高率に併発する。

◆過換気症候群

情緒の不安定なところにストレスが誘因になり、発作的に過換気を起こし、胸内苦悶、動機などの症状とともに、四肢のしびれ、硬直、振せんなどの神経症状を呈する。発作時には、落ち着かせるように声をかける。非発作時には、カウンセリングや心理療法、必要なら薬物療法を行う。

◆吃音

3～5歳に生じるコミュニケーション障害のひとつで、音あるいは音節の頻繁な繰り返し、引き延ばし、単語の途切れ、無言の停止など話しの流暢さの障害である。吃音は緊張しているとき、不安なときに悪化する。対応として、強制的に治そうとすることばかけはかえって悪化させる。言い直しをさせず、自由に言わせて、そのことに不快な表情を示さないで聞く態度が大切である。

◆選択的緘黙症

通常は話しことばを理解し、話す能力があるにもかかわらず、学校などの特定の場所で話さない。身振り、うなずきなどで意志を伝達する。家庭では普通に話すので、周囲には理解されない。心理療法などを併用し、あせらず対応する。

◆睡眠障害（悪夢、夜驚症、夢中遊行症）

悪夢は、朝方にみることが多い。その夢のために完全に起床し、自分の身の安全を脅かされる内容であることを覚えている。悪夢をみたことで不安を訴え、就寝時間になってもベッドにいくのをいやがるなど、生活習慣に支障をきたすようになる。一過性で収まることが多い。繰り返される時は、子どもの不安要因を推定し、安心、安全を第一とする。

夜驚症は、突然飛び起きて、金切り声をあげる。落ち着かせようと思っても反応しない。脈拍や呼吸数の増加、発汗など自律神経症状を伴う。たとえ起きたとしても朦朧としていることが多く、すぐ眠りに就いて、翌朝になってエピソードを覚えていることはない。日常生活に支障をきたすことはない。

夢中遊行症は、突然ベッドから飛び起きてうろつく。金切り声はあげない。声をかけても応えない。翌朝になってエピソードを覚えていることはない。精神的障害を残さない。子どものこのような様子に誰も気づかないことがある。

◆その他、習癖

子どもの習癖として指しゃぶりや自慰などがあるが、神経症的な背景はほとんどなく、しばらく続いた後に自然に消失する。

指しゃぶりは、生後6か月頃からみられるが、2歳を過ぎると少なくなってくる。この期間は生理的現象と考え、特に治療は要しない。4歳以上になっても就寝前に限らず昼間も行っているときは、注意や叱責はしないで親子間の情緒の安定を図るとともに、子どもに集中できる遊びを与えるようにする。

自慰は、幼児では性的要素を含んでいない習慣性のものであり、学童期に近づくにつれてなくなる。行為そのものを叱ったり、いたずらに不安感や罪悪感を抱かせないようにする。その時、抱きしめるなり、興味や関心を他に向けさせる。

3　神経発達障がい

神経発達障がいとは、発達時期に発症する一連の障害である。その障害は典型的には発達早期、しばしば小学校入学前に現れ、個人的・社会的・学業あるいは職業的な機能を損なう発達的な欠陥により特徴づけられる。発達的な障害の幅は、学習や実行機能の非常に特殊な制限から社会的スキルや知能の全体的な欠陥まで幅がある（DSM-5）。神経発達障がいは、知的障害、コミュニケーション障害、自閉症スペクトラム障害、注意欠如・多動性障害、限局性学習障害、運動障害に分けられる。

(1) 自閉症スペクトラム障害

広汎性発達障害、高機能自閉症、アスペルガー障害の呼称はなくなり、自閉症スペクトラム障害と改められた。

自閉症スペクトラム障害は、発達初期に現れ、社会的コミュニケーションと社会的相互作用の持続的な障害、および行動・関心・活動において固定的・反復的なパターンを示す。臨床的に重要な障害を引き起こし、知的障害がしばしば併存する疾患である。社会的コミュニケーションには、言語的コミュニケーションから顔の表情などの非言語的コミュニケーションが含まれる。社会的相互作用の障害には、状況に合わせた行動や遊びの共有の困難、仲間への関心の欠如などが含まれる。また、固定的・反復的なパターンとは、こだわり、柔軟性の欠如、儀式化、固定的関心、感覚過敏などである。

(2) 注意欠如・多動性障害

注意欠如・多動性障害は、行動異常を特徴とし、不注意症状として、注意の集中・持続困難、課題や活動の整理ができない・忘れがち、などがある。多動性／衝動性の症状として、いつもそわそわしている、走り回る、順番待ちができない、他人を妨害する、などの行動を示す。発症年齢は、12歳以下であるが、青年・成人でも発症することがある。

(3) 限局性学習障害

限局性学習障害は、基本的には全般的な知的発達に遅れはないが、読む、書く、計算する能力のうち、特定のものの習得と使用に著しい困難を示す。診断は、特定領域を示す識別語を付加して示される。重症度は、軽度、中度、重度の3段階で評価される。

第五章　不登校の予防

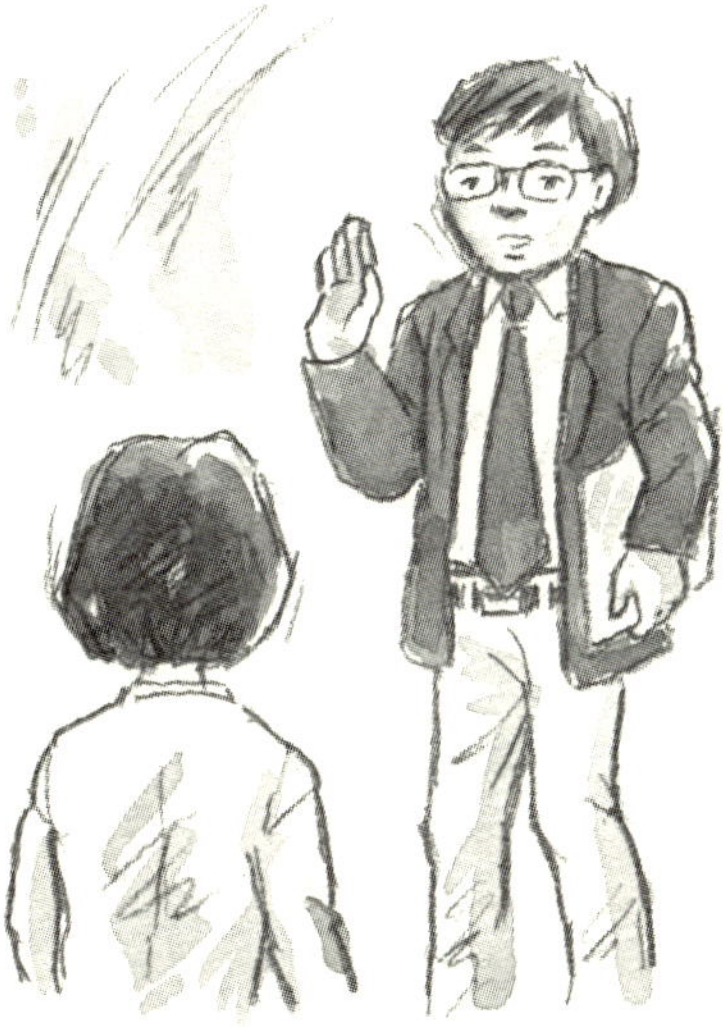

不登校の予防とは、不登校は好ましくないから予防しなければならないとの意図ではない。子どもの個性を尊重し、その子どもに合った自立に向けて長期的視野に立ってかかわらなければならないことを意図しての不登校予防である。不登校の予防は、気づいたその時から、子どもの自立を念頭に、心の発達を支える心理的環境調整が必要であり、家庭や学校ではこれまでとは違った子どもへのかかわりが求められる。心理的環境調整とは、氷山の海面下の第2層から第4層に焦点をあて、主としてことばによって、子どもに安心、安全、信頼を抱かせるかかわりを意味する。

もともとの予防の概念は、不登校になりそうな子どもを早期に把握し、不登校にならないように対応することであるが、ここでは、①適応努力期や、②心身症期の子どもの不登校予防、③別室登校の子どもの不登校予防、④不登校であった、あるいは不登校の子どもの高校進学後の不登校予防について考える。

1　不登校予防に関する一般的かかわり

(1)　基本姿勢

不登校のかかわりの基本姿勢は、社会適応を目標に、子どもの気持ちの安定を図り、子どもの心の発達（認知・社会性、自立）の支援である。その手段はことばである。いかなる時も、子どもの日々の努力を認めていることが子どもに伝わることが大切である。

子どものことばの中で心に留めておきたいことばは、「気持ちをわかってほしい」、「学校生活に適応しようと一生懸命である」、「高校には進学しようと思う」である。

「気持ちをわかってほしい」の〝気持ち〟は、登校しなければならないという意思と、学校にいることで抱く不安や緊張などの陰性感情の二つをさしている。意思があるのに行動に移せないのは意思が弱いせいであるとか、意思を抑えつける陰性感情をわざわざ膨らませる必要はないなどと、簡単に考えないでほしいと言っている。陰性感情がどうすれば軽くなって行動しやすくなるかを一緒に考えてほしいのである。

陰性感情の持続・増大の原因は、周囲には何でもないことのようなできごとでも、子どもにとっては頭から離れることのないトラウマ的な体験、たとえば虐待やいじめに匹敵するようなできごとであることを口にすることが少なくない。このことも念頭に置いて子どもにかかわっていかなければ、子どもの個性（発達特性）は理解できない。

(2) 各時期へのかかわり

① 適応努力期、心身症期

適応努力期や心身症期は、登校しなければならない意思がある一方、学校にいることで抱く陰性感情が登校の意思を危うくさせる時期である。意思と陰性感情を日々天秤にかけながら、意思を奮い立たせ登校している時期である。

この時期は、陰性感情が軽減されれば、登校が継続されるから、陰性感情の軽減に焦点を当てたことばが適切である。しかし、周囲は、登校できなくなることは、意思がありながら登校をしぶっているのだから、意思が弱いと考えがちである。子ども自身が意思を奮い立たせていることを理解しようともせず、天秤の意思の側に働きかけて登校を刺激することばが多い。「がんばらなくてはダメだ」とか、いわゆる根性論に訴え登校を促している。このようなことばは、意思を奮い立たせているようで、実は、子どもに情けないと言っているに等しく陰性感情に追い打ちをかけて、さらに膨らませて登校しづらくさせている。子どもは、周囲が考える以上に自分は弱い人間だと自責感に陥っていることが多く、それを上塗りされるように言われ続けることに耐えられなくなる。子どもは、いつものようにがまんし黙秘を続けるか、反抗的なことばで返すか、時に暴力に訴えるしかなくなる。

陰性感情の強い子どもに、根性論による叱咤激励は不適切であることに気づかなければならない。日常生活では、根性を奮い立たせることばを使い慣れているために、無意識に陰性感情を大きくさせることばを使っている。もし、やはり根性が足りない子どもと思えば、その根性を育ませるには、どのようなことばが適切かを考えなければならないのであって、ただ根性が足りないと言うことは至極簡単なことである。

子どもにかける具体的なことばは、学校生活は陰性感情が高まる環境であることに共感し、「○○だから疲れるよね」とか、「○○だから不安や緊張が走るよね」など、陰性感情とその感情が生じやすそうな理由や状況を加えたことばが適切である。「そのような時は、このようにすればいいじゃないの」とか、「こう考えればいいじゃないの」などの、さも助言のようなつもりで伝える指示は、子どもの苦悩をあまりにも簡単に言われることで、子どもにはわかってもらえていないと伝わるだけである。子どもとの日々の会話では、子どもの努力をさりげなく認める一言と、子どもの陰性感情への共感、そして陰性感情を生じさせる子どもの認知の特徴を知ることが大切である。

陰性感情は、学校のできごとや他者をどのように受け取った（認知した）ために陰性感情が膨らんでいるのかを知らなければならない。子どもの認知の特徴は、ひたすら傾聴に努めることで知ることができる。話の途中で、そのようなできごとを、そのように受け取らなくてもいいのにと思っても、話を中断することなくすべて受け入れ、ゆったりと傾聴する姿勢が大切である。

傾聴している際に、一方的に聴くだけでなく、何かことばにして返さなければならないと思えば、子どもの言ったことに相槌で返すとか、理解できるということが伝わることばで返し、子どもに安心感を与えるようにする。傾聴していると、同じことが繰り返し話され、くどいと感じるところもあるかもしれないが、そのような会話の流れの中で、子どもが自ら認知の修正ポイントに気づき、修正できるところから手がけるようになる。自ら修正することで自信につながる。子どもが認知の修正ポイントに気づく前に、大人が修正してしまうと、子どもに自信を育ませない。認知が少しでも修正されれば、陰性感情の軽減につながる。

子どもを受容し、陰性感情に共感することで子どもの気持ちが安定し、ひたすら傾聴に徹することで認知の修正が図られ、ポジティブな行動に結びつき、自信が芽生える。学業のことが理由で陰性感情が強くなっている場合、たとえば成績の変動、試験結果の順位などについての人の目に対する気遣いや過敏さに伴う陰性感情に対する軽減は、家族の理解によって図られやすい。しかし、友人に対する気遣い、いじめを警戒しての気遣いなど、対人関係から生じる陰性感情の軽減は容易くない。

適応努力期、心身症期のまとめ

登校しなければならない意思と、学校で生じる不安や緊張の陰性感情を天秤にかけながらの登校時期である。不安や緊張が軽減されるようなかかわりが大切である。学校生活での不安や緊張が軽減されるためには、不安や緊張の要因を具体的に知らなければならない。子どもの気持ちに共感し、ゆったりと傾聴することで知ることができる。共感、傾聴の作業が雑であってはならない。学校でのできごとの受け取り方（認知）を、子どもが変えさえすればすむことだと考えるほど単純なものではない。

② 息切れ期

息切れ期は、情緒の不安定な状態から安定に向かう時期である。家庭で過ごすようになると、学校に行っていた時期に抱いていた学校生活に対する不安、緊張からは解放される。しかし、母親、父親、きょうだい、祖父母など家族が、不登校をマイナスのイメージでとらえ、そのとらえ方の温度差によって、子どもと家族成員との関係、さらに家族成員の互いの関係に変化が生じる。

子どもの感情は、親・家族のことばに影響され、親・家族の感情は、子どもの家庭での様子に影響される。息切れ期は、子どもと家族のお互いの不安定な感情から生じる葛藤、傷つけあいに始まり、その後もお互いのことばや行動をどう受け取るかによって、お互いが安定と不安定な感情の両端を振り子のように激しく揺らせる。子どもの感情の不安定な期間を短くできるかどうかは、親・家族にかかっている。

親は、子どもが家庭でいる時間が、1か月も過ぎると、何もしない時間がずいぶん長く続いていると感じるようになる。もう十分休んだはず、そろそろ背中を押した方がいいのではないか、そうしないと勉強に遅れ、ますます登校しづらくなるのではないか、このままひきこもってしまうのではないかと、見守りと将来への心配の狭間でどうしていいかわからなくなる。


子どもは、登校できなくなった間近の頃は、自分へのいらだちが強く、家族からの少しの勉強刺激、登校刺激によって気持ちが不安定になり、さらにいらだちが高まる。学校とは無関係のことにも語気を強め、乱暴なことばで返すようなる。家族は、些細なことになぜキレるのか理解できなくなる。カーテンを引き裂くとか、暴力的な行動に及ぶ子どももいる。いらだちを和らげるつもりのことばが、さらに子どもの気持ちを逆なでし、子どもの家庭内での暴力がエスカレートすることも少なくない。子どもの気持ちに共感したことばを選ばなくては火に油をそそぎかねない。

息切れ期の初期は、子どもは何事につけ咎められていると受け取る。気楽そうにみえても、決して心から気楽に過ごしていない。指示、命令、同じことを何度も執拗に繰り返す、当事者ならわかっていることを口にすることや、きょうだいや友人と比較することばは、子どもの感情を安定させる方向とは逆に働く。子どもがいらだった口調で返してくれば、自分を理解していないと子どもに受け取られていると思わなければならない。

恐らく、親が子どものときに親の強い口調に従ったように、子どもには強い口調で命令すれば従うだろうとの思いが強いのであろう。暴力に至るようになると、子どもが安定するまでに長期間を要することもまれではない。

暴力行為はないが、親のことばに開き直る子どももいる。親の小言がまた始まったと言わんばかりに、子どもは、ただ「はい、はい」とうなずき、親との会話をできるだけ早く切りあげ、親の前からいなくなる。暖簾に腕押しの子どもの態度に、子どもとの心理的距離が遠くなっていくことを感じさせる。親との会話を拒絶している状況は、望ましいことではない。

母親は、子どもとかかわる時間が多くなり、家族は母親をとおして子どもに働きかけるので、子どもの感情を直接受けとめる相手になる。それだけに、母親は、子どもの一番の理解者として気持ちの安定に努める役割を担うことになる。

子どもは、母親が自分の気持ちを少しはわかってくれたと思うようになると、ほんとうにわかっているかどうかを試すようになる。母親が怒りそうなことをわざと言ってみたり、行動に出たりする。母親をからかったり、母親のことば尻をとらえて絡んでくる。母親が怒るだろうことを予想しての試し行動が多くなる。恐らくは、母親に甘えたいためであろう。子どもの執拗な試し行動に乗っかると、子どもは増長し繰り返す。子どもの試し行動には、さりげなく流すことばや機知に富んだことばに努め、腹立たしくても表情には出さないようにしなければならない。生意気な口をきいて反抗しているかと思えば、からかいや赤ちゃんぽいことばや行動で甘え、反抗と甘えの共存する中での対応に翻弄される。ただ、小さい時に甘えさせてもらえなかったとか、小さい時に親のことばにがまんして過ごしたとかと、うらみがましく訴えることがある。気づかなかったと謝ったとしても、一回きりで納得することはない。しつこく同じことを繰り返しても、その都度、きちんと聴いていることが子どもに伝わる態度をとらなければならない。

子どもがいらだったことばで返すことが少なくなってきて、気持ちが安定してきたと思っても、勉強に取り組む時間が増えるとか、ひょっとして突然に学校に行くと言いだすのではなど、期待している方向に向かうとは限らない。むしろ、期待とは逆行するような行動が目立ってくるかもしれない。「たいくつだ」と、盛んに口にするが机に向かうことはない。担任の定期的な訪問で届けられていたプリントにも手をつけなくなる。これまでテストだけは別室で受けていたのに、「勉強していないのだから、点がとれるはずはない」と言って、テストも受けなくなる。ますます学校からの逃避の気持ちが強くなっていることに、落胆させられる。家族は、子どもが安定してきたにもかかわらず、学業に向けた取り組みが改善されないことを母親の責任にしがちになる。責任転嫁やあせりは、子どもと母親、母親と家族の関係を悪化させるだけである。

勉強しようとすると、過去の光景が現れ不安や緊張がよみがえってくるという子どもがいる。「勉強しようと思っても嫌な光景が浮かんできて集中できないのかもしれないね、一日○分くらいならできそう?」と訊ねて、○分くらいなら可能であると言った時間を約束し継続させる。少しでも取り組むことができれば、「できた」、「やった」と自分に言い聞かせるように子どもに言っておく。勉強は、たとえ分単位の少ない時間であっても毎日無理なく継続可能な時間を約束して、習慣化させることが大切である。「勉強はもう済ませたの」と、毎日確認する必要はない。

ゲームの時間が増えてくると、約束、褒美、罰則などが試みられるが、いくら約束してもうまくいかないことが多い。「ゲームは楽しそうね」と、子どもの気持ちに入り込んでから、「一日どのくらいしたい」と問いかけ、折り合いのつく時間を模索する。ただ、勉強と違って、1、2時間ではすぐに約束は破られるであろう。就寝前とか夜中には絶対にしないとかもきちんと決めて、約束を破ればやはり毅然とした態度で接しなければならない。ゲームは、子どもが守ると約束した時間、時間帯なら、それは絶対に守らなければならないことを子どもに念を押しておく。

昼夜逆転の対応も難しい。「朝はきちんと起きてほしい」よりも「朝食は一緒に食べたいな」と言うほうが、同じことを言うにしても、子どもの受け取り方にいらだちの気持ちは軽い。登校しなくなれば、いつもの時間に起きる理由はなくなる。日中の運動量が少なくなれば眠くもならない。

最初のころはそれほど遅くない時間に起きていても、そのうち完全に昼夜逆転に陥ることもめずらしくない。「日中は嫌な光景を見たり聞いたりするから（登校する子どもの声や、家族の言外の刺激など）、夜中の方が落ち着くのかもしれないのね」と子どもの気持ちに触れ、「12時までには起きるようにしよう」と約束するのもひとつの方法である。

新学年からは登校すると言っているような場合、春休み中に起床時間を早くする練習をしておこうと提案しても無理である。春休みだから今はのんびり寝ていたい子どもの気持ちに逆行するような練習をしようとしてもうまくいかない。明日はディズニーランドに行くという時には、早く起きることができるように、要は決意がほんものかどうかが問題である。

子どもとの約束は、子どもが守れそうなところからスタートする。いきなり守れそうにない、ハードルの高い位置からのスタートではなく、とにかく守れると子どもが口にしたところからスタートして、それが守れなかった時には毅然とした態度で臨まなければならない。子どもの自立のために、約束を破っても許してくれるだろうとの甘い気持ちを育ててはならない。ただ、約束すべきことは最小限にしないと、子どもは抑圧感を強くするだけである。

息切れ期のまとめ

息切れ期は、子どもとの信頼の再確認時期、甘さ、わがままと思える行動や考えの修正を図る時期、退行や試し行動で翻弄される時期、自立に向けた枠組みを図る時期である。冷静な態度で子どもを見守り第2層、第3層をきちんと評価したい。見守りは何もしないで見守る、あるいは腫れ物に触るような対応ではない。子どもを理解し、子どもの個性を知り、子どもの自立にどのようなことばが適しているかを、子どもに日々かかわりながら、子どもから学ぶしかない。

③ 適応準備期

適応準備期は、子どもの気持ちが安定し、あからさまな反抗や依存の態度も影をひそめ、学校や勉強の話題になっても、その場から離れなくなる時期である。

息切れ期から適応準備期は切れ目のない連続的なものであるから、実際に落ち着いてきたのかどうか判断に迷う場面は少なくない。いずれにしても、翻弄されていた感じの強い時期から脱するから、子どもの将来を考え、自立の心の育つ、育てることを強く意識し、自立の基盤になる自信を膨らませることに集中しなくてはならない。

自信は勉強と関係させ育てることが現実的である。「勉強にとりかかると登校していたころの不安や緊張がよみがえってくる」とか、「高校受験は多くの子どもと一緒なので、受けることができるかどうか不安である」などと言って、勉強に消極的なことばを返してくることが多い。「自分の得意な科目をするだけでいい」と伝えて、子ども自身が今後どう取り組んでいくか、子どもの自立意識の育つことを信じて待つ姿勢が大切である。子どもに目的意識や、適格意識が育ってくるかどうか、育つように適切なことばをかけることが大切になる。

「今更少しくらい勉強したところでどうにかなるものでもない」などの将来を見限ったような子どものことばには、自立を気づかせることばを返さなければならない。勉強時間を増やせと言っているのではないことを強調した上で、自分を生かせる職業が必ずあること、それを探すための勉強であること、少しずつであっても自分探しに役立つことを伝える。

親は、子どもの自立のため、日常生活の中で自分のことは自分でするというあたりまえのことができるように、子どもに冷静にかかわっていかなければならない。家庭にいる子どもを目の前にして、将来の自立への不安も膨らんでくる中で、冷静さを保つことは難しいかもしれない。「仮に子どもが学校に行かなくても、子どもが自立し社会に出ていけるようになる」、「子どもの成長の目標は社会適応である」などと自分に言い聞かせたい。「何とかしなければ子どもの人生はだめになる」、「子どもが学校に行かなくなれば、責められるのは私だ」、「世間は私をどう思うだろう」などは、自分を落ち着かせることにはならない。現実は、後者の思いに傾きがちである。そのような時、「何とかなる。今は、子どもと落ち着いて話す時である」と、冷静でいたい。

適応準備期のまとめ

適応準備期は気持が安定してくる時期である。自立の準備のため、目的意識や、適格意識を育み、自信を膨らませることを意識しなければならない。

④ 再適応期

再適応期は、同じ学校、あるいは同じような環境に自分の身を置くことで、不安、緊張が頭を持ち上げてくるが、適応努力期や心身症期に抱いた不安や緊張の内容とは少し違っている。

高校入学が決まれば、入学までの期間に新しい環境を想像し、さらに過去の体験が重ねられ、出会っていない新しい人達との関係への予期不安が高まる。勉強に関しても、これまでの分を取り返そうとか、皆を見返してやるとか、勉強への取り組みの過剰な決意や高い理想を掲げることで、入学後は疲労感が強くなり、決意したほどにはできない自分に自責感を高め、高校生活の継続に自信が揺らぐこともまれではない。

新しい他者やできごとに出会ったときに、適応努力期や心身症期のような受け取り方とは違っていれば不安や緊張は軽くすみ、新しい環境に適応できる。親は、「ほんとうに学校に行くことができるようになるのだろうか」と心配するよりも、他者やできごとに対する認知が変化するようなかかわりが必要である。

再適応の場では、信頼できる教師がいることが必要である。情けないなどとつきはなさない教師がいるという安心感がなければ自立の歩みも順調ではないかもしれない。子どもが学校生活で体験していることに不安、緊張を抱けば、それを気遣いもなく話せ、理解してくれる教師が傍にいることが必要である。

子どものできごとに対するとらえ方を修正したいとき、それをことばにするのは、信頼できる人だと子どもに評価された後である。同じ内容のことばであっても、子どもを理解してくれていると感じている人が言う場合と、理解してくれてはいないと感じている人が言う場合では、反対の感情で受け取られる恐れがあることを意識しておく必要がある。子どもにできごとの受け取り方を変化させ、過剰と思える陰性感情の軽減を図るためには、子どもに信頼できる人であると評価してもらわなければならない。

再適応期のまとめ

再適応期には、再び不安や緊張が高まる。子どもにとって信頼できる人が傍らにいることが、これらの気持ちの軽減につながる。子どもに信頼される人は、共感、傾聴、待つことのできる人である。

2　適応努力期、心身症期の子どもの不登校予防

適応努力期の子どもの気づきは、主として学校や家族であるが、心身症期の子どもの気づきはプライマリー診療機関である。

適応努力期では、家族と学校、心身症期では、プライマリー診療機関、家族、学校と連携してかかわらなければならないが、登校しづらい行動を何とかしようと焦らず、それぞれの立場から、子どもの認知・感情に焦点を合わせ、共感、ゆったりの傾聴を基本に、子どもの気持ちを理解していることが伝わるようなかかわりが予防につながる。

連携で最も大切なことは、子どもの好ましくない状況を相手に責任転嫁しないことである。心ない発言が教師から親に投げられるとか、学校に責任を強く追及する親がいるのも事実であるが、このような態度は子どもの登校行動にマイナスに作用する。

子どもは、自分のことを親にも学校にも理解してもらいたいのに、自分のことで両者が

いがみあうようになると、自分のせいで親と学校の関係が悪くなっていると思い、責任を感じ追い込まれていく。子どもはどちらとも話をしなくなるか、自分のことを思ってくれてのことだと両者を気遣って、両者それぞれに都合のよい話をするようになる。自分が登校しさえすれば問題は解決すると考え、がまんしながらの登校をしばらくは続けるが、結局は登校できなくなり、不登校の期間が長引くこともまれではない。連携の基本姿勢は、責任転嫁をしないことである。

(1) 適応努力期の子ども

適応努力期の子どもは、学校生活に不安、緊張、いらだちなどの陰性感情を強く潜在させ、表情には出さないようにして学校生活を送っている。学校では楽しそうにハイテンションを保って振る舞い、級友たちの言い分をとおし、何事も嫌がらずにこなしていることから、良い子といわれることが多い。良い子とレッテルを貼られ、無理をすることが多くなる。学校生活の反動は家庭であらわれる。帰宅後はぐったりし、学校で抑えていた感情を家庭で吐き出すかのように、いらだち、ささいなことに声を荒げる。家庭での勉強に集中できなくなる、朝起きが悪くなる、きょうだい（特に下の子ども）にあたることが多くなるなど、子どもの行動を咎める機会が多くなる。

根性に訴える叱咤激励よりも「少し疲れたのね、家ではのんびりすればいいからね」など、子どもの気持ち（海面下の第1層）を酌んだ共感の情緒的なかかわりが必要になる。

学校での辛抱や不満の原因をゆっくりと聴き、その気持ちが膨らまないように学校での望ましい行動を子どもと一緒に考える。子どもが学校で自分の気持ちが出せない（良い子の）習慣化された行動の改善がなされなければ家庭での行動の改善も思うように進まない。

学校で良い子は、ノーと言いたい時もノーと言うことができないので、どうすれば学校で自己主張できるようになるかを考える。いきなり全部の場面でノーと言えるようにはならないので、子どもからいろいろな具体的な場面を聞き、ノーが言いやすい場面で、ノーを試みるなど少しずつ練習を試みる。「そんな時はこうすればいいのよ、あんな時はこうすれば」など、一時的に穴をふさぐような回答をしたところで、やっぱり自分の気持ちはわかってはもらえないと思われるだけである。とにかく、親は、まず学校での労をねぎらうこと、子どもの学校での体験をゆっくり聴くことである。聴いてもらっているという安心感を子どもに抱かせることが大切である。

家庭でのありのままの自分のなん分の一かでも学校で出させるようにするには、担任の協力も必要である。担任は、良い子にはクラスのお手本になってもらいたくて、いろいろな用事を頼みがちになるが、苦痛になっていないかどうか、その子どもの家庭での様子も知っておく必要がある。

まとめ

子どもの学業への努力を認める。子どもがいつもと違った様子であれば、親は子どもに問い詰めるのではなく、子どもに共感の態度でかかわるとか、担任と連携し話し合う。

(2) 心身症期の子ども

心身症期の子どもは、身体症状に表れるくらいの強い陰性感情を抱きながらも、学校生活に適応しようと努力している。しかし、子どもはがんばっていることが理解されていないことばをかけられることが多い。実際、「あなたって、神経質ね」とか、「この子は感受性が強くて困ります」とか、自分の子どもでありながら皆の前でも子どもを気遣わないネガティブなことばが多い。時には、「こんなのでは、これから先の厳しい世の中を生きていけないわよ」とひどいことばをかけたりする。子どもに強くなってもらいたい一心からのことばであろうが、自信をなくしている子ども、学校生活に適応できないと感じている子どもが聞けば、さらに追い込まれていく気持ちになる。しかも、皆に聞こえるように言われればなおさらである。親からすれば聞き流してくれればいいと思っての思いつきのことばでも、子どもには重く受け取られ、トラウマ（心の傷）として残すかもしれない。

思春期を過ぎ、社会適応に困難感を抱いている子どもの中には、小さい時に親にこのようなことを言われたと突然口にして、親は全然覚えていない内容に驚かされることがある。

親の発言が、子どもにとっては心理的にダメージの強いことばであったと気づかされる。子どもを貶めることばの繰り返しは、自尊心を育てはしない。親は、時に心理的虐待に匹敵する発言をしているかもしれないのである。

心身症期の子どもは、心身症と診断されて登校している子どもが少なくない。この時期の子どもは、いきなり心の病気の専門家を受診することは少なく、プライマリー小児科医を訪れることが多い。

プライマリー小児科医は、心身症期を不登校の予防の重要な時期として認識すべきである。心身症や不登校は、心の専門家にまかせておけばいいと考えるのは誤りである。子どもの病気の専門家である前に、子どもの心の発達の専門家として、子どもの心の発達の知識を土台に据え診療にかかわらなければならない。これからどうするのが子どもの心の発達にとって望ましいかを親と相談し、不登校の予防のため、親と学校との連携のつなぎ役としての役割を担わなければならない。

心身症期の子どもにかけることばは、子どもの学校生活や、友人との関係の複雑さ、大変さを理解していることが伝わることばを選ぶ。子どもに自分の気持ちは誰も理解してくれないだろうと思わせないことが、プライマリー診療医の役割である。訴えている身体症状について、考えられる原因の話をしながら、「学校は疲れるところだろう、疲れがひどい時にも身体に痛みがでてくるからね」とか、「テストが多くて大変だね」などの労いのことばをかける。身体症状に合わせて、遅刻や早退ありの登校を提案し、それを嫌がるようであれば、身体症状が軽くなるまでは一時的に別室登校の方法もあることを伝える。別室登校は、子どもと学校が話し合って決めることであることを話しておく。学校で急に症状が強くなることがあり、保健室を利用しなければならないこともあるので、学校にも状況を伝えていたほうが子どもを理解して対応してくれることを伝える。子どもは、学校で特別扱いされていると友人に疑われることを心配するので、学校への知らせ方も子どもと具体的に相談しなければならない。

学校生活の大変さや、自分の気持ちが少し理解してもらえたと子どもが感じてくれれば、初診時の診療の目的は達成である。このことで、子どもの気持ちが楽になって身体症状の軽減につながることが期待される。

親には、身体症状の原因として、心理的要因も考慮に入れておくことを伝える。勉強刺激、登校刺激のことばは控えて、子どもの気持ちに共感することばが大切であることを伝える。

子どもは一回の受診で良くなることはないので、「大きな病気はなさそうだけど、痛いのは確かだと思う。このまま痛みがなくなればいいけど、痛みがどうなるか、数日後にもう一度診させてもらえるかな」などと伝え、身体症状の経過を診ていくことを約束する。身体症状が持続、あるいは強くなるようだと、専門医につなぐようにする。

専門医に紹介する場合、子どもに「心の問題が考えられるから紹介する」と言うと、自分は心の弱い人間と思われていると考えて、紹介されるのを拒む場合もある。「身体の面と気持の面の両方から治していくようにしたほうがよいかもしれない。身体が悪くならないようには私が診るから、気持ちの面で相談にのってもらう人に一度会ってみないかなぁー?」などのことばをかける。子どもが拒めば無理に誘わず、親だけでも相談できることを伝える。親とともに子どものことを考えてくれる信頼のおける専門医であることが望ましい。

まとめ

心身症期の子どもの不登校の予防は、病院、学校、家族が連携し、子どもを理解し、方針を一致させて対応することが大切である。

3　別室登校の子どもの不登校予防

教室では不安や緊張が高く、別室ならその気持ちが軽減されるために選択される登校形態である。教室で不安や緊張が高まる理由は、友人たちのことばや態度であることが少なくなく、気づかれないいじめも念頭に入れておかなければならない。別室に登校できている子どもが不登校にならない対応を考える。

子どもは、教室には戻らなければならないと思っているから、安心できる別室で教室に入っている自分をイメージしながら不安、緊張の軽減（認知の修正）をみずから図っている。別室登校は、子どもにとっては、教室に入る前のリハビリである。子どもが主体的にリハビリに取り組めているなら別室で落ち着いていられるが、周囲から教室復帰を促されると、安心、安定した気持ちでいられなくなる。別室登校を始める前に約束した以上のことを求めてはならない。別室登校を継続させることが大切である。何も進歩がないような日々を過ごしているようでも、約束を守ってくれているという信頼は子どもに芽生える。一番大切なことは、別室の子どもを、どうすれば教室に行かせることができるかではなく、その子どものどのようなところを成長させなければならないかである。いつ教室に復帰するかは、当事者である子どもが、自分の気持ちと相談して決めることである。

登校しづらい子どもが、登校しづらいことで相談に訪れた際、「登校しなければならないことはわかっているけど、登校できない」と訴える子どもがほとんどである。そのような子どもには、登校しなければならない気持ちと、登校できない気持ちの、両方の気持ちを満足させる方法として、別室登校を提案する。

この提案をした時は、一体どういうことかと怪訝な顔をする子どもが多い。学校に行かなければならないと言っている子どもの学校は、教室をイメージしている。教室以外の別室も学校内だと理解してもらう。教室に入ることができなければ、別室で過ごして帰って来ても良いこと、これだと登校しなければならない気持ちを満足させることができる。しかし、別室といえども、「一日中は学校にいることができない。でも、短時間なら大丈夫かも」と言い、長く学校にとどまることはできないとか、友人と顔を会わせたくない子どもが多い。別室登校を了解すれば、別室登校が継続できる無理のないスケジュールを立てる。そのような別室登校なら登校してもあまり意味がないのではないかと思われるような内容でも、子どもの不安、緊張を軽減させることをとりあえずの目標として、無理のない計画のリハビリからスタートする。とにかく、リハビリはたったの一歩からでも継続させなければ効果はない。子どもが可能なことを子どもと細かく打ち合わせて、親や教師は子どもと約束した内容を厳守しなければならない。

しかし、「遅刻、早退する自分を許せないので、登校するのであれば、いつもの決められた時間に登校し、まる一日学校で過ごし、決められた時間に下校しなければいけないと思う」とか、「登校するなら、教室に行かなければならないと思う」などの厳格さを示す子どもは、別室登校の提案は受け入れない。そのような子どもは、適応指導教室か自宅学習をリハビリの場所として選択することになる。

別室登校は、子どもが学校に行くことができたという満足感と、教室にいるよりも不安、緊張の軽減の両方がかなえられる。別室登校の一番の目的は、安定した気持ちの中で教室場面のとらえ方（認知）の修正を図ることにある。そのためには、安心して別室に登校できるように、その子どもに合った別室登校の方法を子どもとこまかいところまで打ち合わせる必要がある。

別室登校を始める前に子どもと約束したいことは、まず登校・下校の時間である。登校・下校の時間に友人たちと会いたくないという子どもが多いため、授業時間中の登校や下校を計画する。その時間が体育の時間にあたっていて、登校・下校の順路が運動場のそばを通らなければならないなら、その順路も工夫する必要がある。別室にいる時間は、別室登校を継続することを第一の目的に、子どもが居ることのできる時間、1時間とか、2時間などときちんと決めて、それ以上も以下も要求しない方針で行う。登校は、午前中か、それとも午後か、午後ならクラブ活動も参加して帰宅するかどうかを決めておく。別室登校が毎日はできそうになければ登校できる曜日をきちんと決めて習慣化する。不安、緊張の高い子どもは、別室登校を始める最初の頃は、毎日の別室登校は無理なこともある。仲の良い友人の別室訪問を望む子どももいれば、誰にも会いたくないという子どももいる。

別室登校の部屋が複数の子どもで使用される場合は、学校関係者が解錠、施錠を行うことが多いと思われるが、一人のときは、登校時に職員室に鍵を取りに行き、帰宅時に返しに行かなければならず、これを嫌がる子どもがいる。子どもが登校できることを第一に考えて別室の開閉も教師が行うか、それとも子どもにも少しは努力させるか、子どもの不安、緊張の強さを見極めながら子どもと約束する。

別室での学習の量と、学習の内容、教師の付き添いの時間、そして誰が付き添うかも決める。1時間の登校であっても、プリント1枚の学習であれば、残りの時間は自由に過ごすことにするなどである。担任が付き添えることは少ないから、交替での付き添いになるが、付き添いの時間はプリントの採点をするくらいの時間を望む子どもが多い。残念ながら相性の合わない教師もいることは事実である。テストは別室で受けるか、それとも教室で受けるかもあらかじめ決めておく。登校しづらい子どもがテストだけを教室で受けることは少ない。別室登校であっても、起床してから登校する前に不安や緊張を膨らませなくてもすむような状況を作らなければ子どもは別室登校を選択しない。これほどまでしなければいけないのかと、子どものわがままにつき合うような感を覚えるかもしれない。別室登校は、子どもにとっては不安、緊張を軽減させるための心のリハビリの第一歩である。別室登校が続くようになると、子ども自らが別室にいる時間の延長や、教室をのぞいてみるなどの行動をとるようになる。焦らずにその子どもに合った歩幅から進める。

子どもには学習のプリントだけでなく、教室にいる友人たちと同じ情報を伝える。行事などを伝えるとき、「参加してみないか?」と誘いがちになるが、「参加してみたいと思ったら、言ってね」くらいのことばがいいかもしれない。無理に誘っているのではないことを強調した言い方を工夫することが必要である。

別室登校が始まってしばらくすると、教室にいたときの不安や緊張から解放されてくるのであろう、子どもに笑顔が戻る。そのような表情をみて、「次の時間は好きな科目だろう、教室に入ってみないかと」と誘うと、作り笑いのまま教室で1時間を過ごして帰宅する。教師も親も教室に入れたことを喜ぶが、次の日から登校しなくなるということもまれではない。子どもは約束したこと以外はしなくてもいいと思って安心して別室登校を続けているところを、急に約束外のことを提案されたのである。その提案にノーと言うことはできずに誘いに従ったのであるが、次の日から登校する際には、登校すればどのような提案があるかわからない、教室にまた突然誘われるのではないかと不安になって登校できなくなる。

「今日は調子がよさそうだから別室にいる時間を延長してみない？　もし、何だったら給食を食べてから帰らない？」、「次の時間のテストは教室で受けてみるか？」、「新学期（新学年）が始まる前に、一度教室に入ってみないか」などの提案も好ましい結果は得られない。また、仲の良い友人の誘いであれば教室に入ることができるかもしれないと方略を練ることがある。しかし、「別室にいても廊下はにぎやかで誰か入って来るのではないかなぁと不安になる」とか、「昨日は友人が、突然別室にきた、気疲れがした、今日も来るのかなぁ、約束した以外のことは、前もって言ってほしいのに」などと、友人の教室誘い計画は別室にも登校できなくさせるかもしれない。

子どもは、帰宅時に、予想しなかったことが起こったことを親に話すと、親は、「教師は早く元気にさせようと考えてくれたのよ。教室に行くのが嫌だったら嫌と言えばいいじゃない」と子どもは叱られる。日ごろからノーと言えないから、学校生活に適応しづらくなっているのに…。寝つけない、明日が来なければいいのにと思うようになる。

教師は、「子どものためを思って誘いました。別室にも来なくなりました。これからどうすればいいのでしょう」と、専門家に助言を求める。別室登校では、学力は落ちてくるから、少しでも早く教室に戻すように働きかけようと考えるのは教師であれば当然かもしれない。教師は子どものためを思っての誘いかもしれないが、子どもからすれば約束を破られたことになる。

うちの学校は、「別室登校は認めておりません」と、言われる学校もある。不登校の子どもには専門家がかかわって、教師は教育を一生懸命していればいいとの考えもある。別室の準備を要求するなら、さらに心の専門家の配属を考えるのが当然であるとの考えもあるが、専門家が配属されたとしても、お互い協力しなければ個性を有する子どもの発達は置き去りにされる。

もし、教室に誘ってみようと思うのであれば、子どもの笑顔から判断して教室に誘うのではなく、子どもの認知（氷山の海面下）を評価してからである。「別室は慣れた？　ここにいて教室のことを頭に浮かべるとどんな気持ちになる？」とでも訊ねて、子どもの気持ちを聴くなり、他の雑談の中で子どもの不安や緊張が不登校になった当初からみれば軽減されているかを評価し、他の教師や親の意見も聴いた上で背中を押す時期かどうかを判断すべきである。背中を押す時は、くれぐれも親と相談して決める。教師の独断でことが進められ失敗に終われば、親からの信頼は容易に取り戻せない。

別室登校によって、不安・緊張が軽減されてくると、子どもは学期、あるいは学年が新しく変わる時に、子どもから「教室に戻ろうかなぁ」と口にする。

別室登校ができる子どもには、焦らず学校環境に対する不安や緊張が軽減されるのを待つことが望ましい。子どもは、勉強は何のためにするのか、学校はなぜ行かなければならないのかと、理屈っぽく尋ねてくることがある。冷静に、理屈に負けないように、勉強の意義、自立の意味を折に触れ、くれぐれも教えるのではなく、諭すことが大切で、それは親の役割である。

まとめ

別室は、その子どもに合った心の成長のためのリハビリの場である。別室登校は、子どもと約束した方法で始め、継続することが大切である。教室への誘いを急ぎすぎると、別室登校もできなくなる。子どもは、新学期か新学年から教室復帰を考えていることが多い。

4　高校での不登校予防

高校生の不登校も決して少なくない。小学校、中学校を合わせた人数の約半数であり、経済的理由で登校できなくなる子どもを合わせると、ほぼ同数近くになる。現在不登校であるか、あるいは不登校であった子どもについて、高校進学後の不登校予防について考える。

高校には、ほぼ全員の子どもが進学する。高校を卒業後は、進学の道もあるが、社会がすぐそこに待っている。

高校生活は、社会適応のための心（認知、社会性）の育つ、育てるリハビリの最終的な場ととらえ、子どもの心の発達に合った高校を選ぶことが大切である。このことは、何も不登校の経験のある子どもを対象に考えるのではなく、全員の子どもに心の発達を考えて高校進学をめざすべきである。つまり、○○高校に行っていたほうが将来よさそうではなく、高校生活を安心して継続でき、自信をつけ、自立のための過程を過ごすことができる高校を選ぶことが大切である。

高校入学後の不登校の予防のために、主として中学3年生の時のかかわりについて述べる。不登校の時期区分でいえば適応準備期の対応になるが、中学3年になってから登校できなくなったとしたら、息切れ期のいらだちも強い状態であり、高校進学も迫ってくることから焦りも強くなって気持ちの動揺は激しい。親も子どもと同じように、あるいはそれ以上に焦る気持ちが強くなりがちであるが、そうなればお互いの不安定さが増し、子どもと親の間で感情の衝突の機会が高まるだけである。親は、子どもの高校進学は間に合うことを自分に言い聞かせて、焦りは当事者の子どもに任せるくらいの気持ちで冷静さを保たなければ、良い結果につながらない。

高校種別の選択には、学力面からの判定は現実的ではあるが、子どもの心の発達（氷山の第2層、第3層の学習への主体性、集団生活での認知や社会性）を評価し、心の発達のリハビリの場として、高校の種別を子どもや教師と相談する冷静さが求められる。受験に向けて子どもの勉強量が増えるように子どもに働きかけを強めるより、子どもの進学への主体性の評価が肝心である。子どもが希望する高校を口にしながら、それに見合った行動がとれているかどうか、家庭での勉強量を増やすかどうか、家庭教師や塾での勉強を希望するかどうか、テストを受けて学力を評価するようになるかどうかが肝心である。行動が伴わなければ、高校生活で主体性が育てばいいくらいの気持ちでかかわっていかなければならないだろう。現実は実際の試験に一定の点数をとらなければならないが、勉強の取り組みは子どもによってまちまちである。

高校受験までは、息切れ期から適応準備期の状態にある。息切れ期は、情緒は不安定、適応準備期になれば情緒は安定してくる。高校受験が間近になれば、子どもが当事者であることを頭に置き、ひたすら情緒が安定するようにかかわる。仮に子どものゲーム姿ばかりが目立っても、受験のための情報は耳に入れ、その後は子どもがどう取り組むか、子どもの主体性を信じる姿勢がこの頃のかかわりの基本である。

子どもの将来のために、どのような高校が適しているかを子どもと相談しなければならない。子どもと話し合おうと思っても相談にもならなければ、高校種別の選択締め切りのぎりぎりまで待つ姿勢で対応したい。高校生活を途中で挫折することなく、3年、あるいは4年、とにかく継続できる高校が、高校卒業後の社会適応に向けたリハビリの場所になる。高校卒業後の進路は、高校生活を送りながら心の発達を評価しつつ、ゆっくりと子どもと話し合って決めるのがよいかもしれない。理想的な目標を立てることや、将来の職業を決めて高校生活を送ることは大切であるが、高校生活を送りながら変更してもいいことを子どもに伝えておくことも大切である。

高校の合格通知を受け取ると、合格の嬉しさよりも高校生活が現実になることで、春休みに不安を高める子どもがいる。高校に入れば環境も違ってくるから、中学の時に感じたほどの不安や緊張はないかもしれないし、心身症も少しずつよくなるかもしれないという期待感も抱くが、やはり過去の学校生活での思いは折に触れよみがえって不安や緊張が高まる。入学後は、ハイテンションの学校生活を続けることで、1か月も経たないうちに疲労感が強くなり、高校生活を続けることの自信が揺らいでくるかもしれない。

時には休むことがあってもいいので、進級、卒業を目標に取り組む。成績よりも卒業後の社会適応に必要な力が備わってくること、心の成長を目標に高校生活を送る。卒業後にどのような進路が待っているかは、卒業の年になって考えればいいくらいの気持ちで高校生活を送らせたい。

まとめ

高校受験にあたっては、子どもが高校生活を続けることができる高校種別を選択することが大切である。受験に取り組む主体性が育っているかどうかの評価が大切であり、親は子どもの気持ちを安定させ、主体性が育つように支える。高校卒業後の自立を見据え、高校は心の発達の最終のリハビリの場ととらえる。

附　不登校の子どものきょうだい

不登校の子どものきょうだいが登校をしぶる場合がある。

きょうだいは不登校の子どもにずるいと言う。私だって学校に行きたくて行っているわけではないのに…。

不登校の子どもが、学校を休みがちになったころから、母親が何とか登校させようと、時には機嫌をとり、時には脅すような激しいことばを使い、学校への送迎までして登校を促してきた様子をきょうだいは見てきている。母親は不登校の子どもにかかりきりになってきた。それに比べてきょうだいは、少しはかまってもらいたいと思っても、母親は朝食の準備なども重なって大変だからとがまんして、ひとりで登校の準備をし、集団登校だからと早めに家を出る。母親をたくさんわずらわせ、それでも登校しなくなったから、あんなにまでしてもらってどうして登校しなくなったのだろう、あんなにまでしてもらえば登校するのが当然だろうと、理解できない腹立たしさを母親にぶつける。「今は心がくたびれているから家にいるけど、また以前のように登校するようになるから、それまで待ってあげてね」と言われても、納得できない。

「心がくたびれていると言われてもよくわからない。私だって、楽しくて学校に行っているわけではない。心がくたびれる時だってある。友人の機嫌をとって、嫌な勉強をさせられて、私だって休みたくなる。学校に行けば、ずる休みしている子どものきょうだいだとつぶやかれる。

不登校の子どもは、たまに学校に行って、帰宅後は、明るい顔でゲームをしている。何も言われない。怒られもしない。これで心がくたびれているのかと疑わしくなる。ゲームで楽しんでいても怒られなくて、私がゲームしていたら、宿題を先にすませなさいと言われる。不登校の子どもはたまに行事に参加するとか、テストを受けに行けば、よくがんばったねと言われるのに、毎日登校している私は褒められないことに不満が募る。

〔コメント〕

不登校の子どもと、口をきかないとか、顔も合わそうとしなくなるきょうだいもいる。登校しないのはおかしいなどと、不登校の子どもに向けて辛辣なことばが飛び出しても、それを抑える必要はない。きょうだいの辛辣なことばを不登校の子どもは、そう言われても仕方がないくらいに受け止めるから、母親が思うほどきょうだいのことばに不登校の子どもの心は傷ついていない。きょうだい間の発言はきょうだいにまかせておけばいい。きょうだいから嫌なことを言われたから不登校が続くということはない。むしろ、不登校の子どもに対するきょうだいの批判は、登校刺激になっていると考え、母親が登校刺激を加えなくていいくらいの気持ちでいて、きょうだいの態度、発言を抑える必要はない。不登校の子どもが歩き始めると、いつの日か、きょうだいは再び仲良くなっていく。

きょうだいは、「不登校の子どもは、家庭で母親といつも一緒にいることができていいいなぁ」と言い、時には母親にかまってもらいたい態度を示す。母親は、本音では言っていないだろうと思っても、きょうだいまでも不登校になられてはとの不安がよぎる。不登校の子どもの見ていないところで、しっかり甘えさせる時間が必要になる。「あなたががんばっていることはよくわかっているよ」と、勉強意欲、登校意欲を賞賛する。勉強や、学校に行く意義については、折に触れ伝えなくてはならないだろう。

第六章　家族機能の見立て

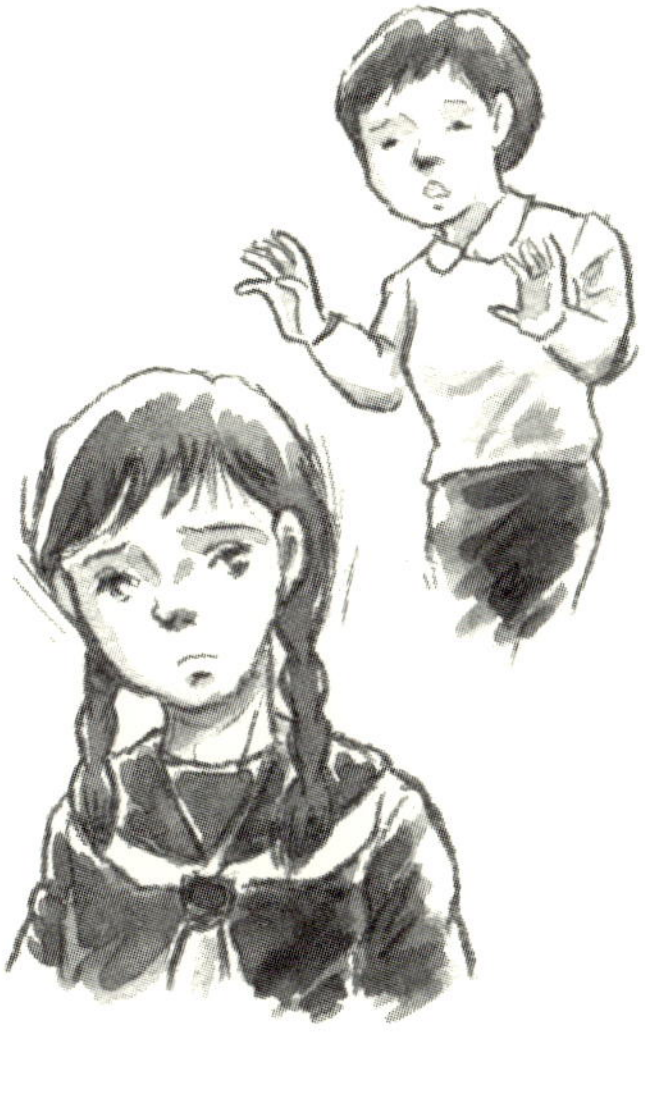

1 意義

子どもの症状や行動ばかりに目を向けていたのでは、子どもの心の問題は解決しない。子どもの心の問題の発症には、子どもを取り巻く人との関係性の問題が潜んでいることが多い。子どもと人、あるいは人と人の関係性がどのように子どもに影響し心の問題を発症するに至ったかを考え、関係性の改善を図る必要がある。

そこで、子どもに最も身近な家族成員の関係性がどのようであるか、その結果、家族全体としての機能がどのような状況にあり、そのことがどのように子どもに影響するに至ったかを包括的に言い表せるような家族機能の見立てを考える。

子どもの心の問題は、子ども側の要因と、かかわる人の側の要因を考え、それらの要因がどのように相互に作用し、悪循環に陥り、子どもが心の問題を表すようになったかを心理的に推敲すると理解しやすい（心理的アセスメント）。

子ども側の要因としては、認知や社会性の発達の歪みやすさ（傷つきやすさ）が考えられる（〝やすさ〟と記載すると子どもが弱いと誤解されても困るが、弱いというわけでは決してなく子どもの個性と考える）。

かかわる人の側の要因としては、母親の認知（子どもの様子や行動の受け取り方、自分に自信をもっているか、あるいは自分のことをどう思っているか、できごとへの受け取り方）、社会性の発達（社会生活における他者とのかかわり）の歪みである。母親の認知や社会性の歪みは、生まれつきのもの、あるいは実父母に養育される成育過程で身についたと考えられる場合や、夫や祖父母など家族と母親との現在の相互作用が母親の認知や社会性を歪ませていると考えられる場合がある。

認知や社会性の発達がゼロからの子どもと、ある程度発達が完成域にある母親との相互作用、母親の認知や社会性を揺さぶる夫や祖父母との相互作用、これらが複雑に絡み合った結果が子どもの心の問題として表現されていると考えると、子どもの診断、母親の診断だけでなく、家族全体の相互作用（機能）を一言で表現できる家族機能の見立てが必要である。

これまで、家族療法とか、家族ダイナミクス（家族力動）など、家族の相互作用を全体からとらえ子どもの心の問題を改善しようとする試みは古くからある。今回の試みは、家族成員の認知・社会性が働いた相互作用の結果としての家族を家族機能として見立て、その名を聞けば家族成員のそれぞれの相互作用を推定できるようにする。子どもや母親、家族の状態名の診断ではなく、それぞれの相互作用の結果、家族がどう機能しているかの見立てである。

2　家族機能の見立てと、その解説

家族機能は子どもの心の問題に気づいたときに見立てる（表3）。支援経過中、予防的、あるいは支援によって見立てが変化すれば、変化した見立てをつける。それぞれの見立てには、凝集性（情緒的コミュニケーション）、適応性（問題解決に向けた取り組み、自立の準備）から判断して、程度を、軽症、中等症、重症の3段階に分ける。

(1)　不適切養育家族（虐待）

子どもと親、あるいは両親の関係性の最悪な状況であり、法的基準を満たす家族。ただちに通告し、ケース会議で対応を協議する家族である。

(2) 困難養育家族(疑虐待)

子どもと親の情緒的コミュニケーション等の問題が予想され、子どもの自尊心の発達が危惧され、虐待が疑われる家族で、児童虐待予防法(通称)に従い通告しなければならない。支援にあたっては、連携を基本に情報を交換しながらかかわる。必要時にはケース会議を開催し、支援の再考を図る。

(3) 気がかり養育家族

虐待は疑われないが、リスク因子(159頁 評価票 右四角内参照)があり、養育の問題が生じることが予想される、何となく気がかりな家族。定期的なかかわりを持ち、子どもの成長に伴い関係機関と情報を交換し、切れ目ない支援体制で支援経過を評価する。

表3：家族機能の見立てと、そのポイント

家族機能	子と母親の関係のポイント	母親と家族の関係のポイント
不適切養育家族（虐待）	法的基準を満たす	子どもと親、あるいは両親の関係性の最悪な状況で、子どもの危険な状況。
困難養育家族（疑虐待）	子育て困難リスク因子を有する。子どもの自尊心の発達が危惧される。	子どもと親の明らかな情緒的交流の問題。支援により改善が見込める。
気がかり養育家族	子育て困難リスク因子を有する。子どもの発達は心配なさそう。	親の子どもへの感情は比較的良好で、家族の親へのサポート体制がある。
責任転嫁家族	母親に子育ての責任を転嫁し孤立させる。母親は自己主張なく、しばしばうつ状態。母親の子育て能低下。	母親と祖父母の関係の日頃からのぎこちなさ。母親の慢性的ストレス状態。父親の心理的不在。
葛藤家族	母親の価値観で子どもに対応し、子どもや家族との葛藤が絶えない。母親の情緒は不安定。	母親は父親や祖父母と対立し、意見を受け入れることができない。父親や祖父母も強い価値観を有する。
共依存家族	母親は子どもを思う気持ちは強いが、矛盾的対応。子どもはとまどい、母親を気遣う、時に反抗。	子どもと母親のもたれ合い関係に、祖父母は無関心、あるいは支援しない。母親は時にモンスター的。
慢性疲労家族	母親は努力が報われないと対応に疲れを訴える。子どもの自立に向けた育て方がちぐはぐである。	母親に子どもの対応をまかせ、家族全員が諦め的な考えに陥る。母親への支援は乏しい。
偽自立家族	母親は子どもに腫れ物に触る対応。子どもの自立の意味が理解できない。子どもの情緒不安定の持続。	家族、お互いが本音の話し合いがない。解決に向けた著しい適応性の低下。自立を待つ姿勢を勘違いしている。

(4) 責任転嫁家族

子どもが心の問題を発症し、その原因を母親の子育ての悪さに責任転嫁して、母親を孤立させる。母親は反論もなくうつ状態に陥る。母親の父方祖父母との関係は、日ごろからぎくしゃくした関係にある。父親は、母親を擁護することもなく、心理的不在のことが多い。

(5) 葛藤家族

母親は、自分の価値観で子どもに対応する。母親は、父親や祖父母の意見を受け入れることもなく、子どもや家族との葛藤が絶えない。母親の情緒は不安定で、感情的になりやすい。

(6) 共依存家族

母親は子どもの成長に責任感が強く、子どものためにと考えて行動しているが、矛盾した言動が多い。子どもも母親は自分のためにしてくれていると感じもたれ合いの関係にあるが、子どもにも矛盾した言動があるので、特に思春期ごろはお互いに葛藤が生じる。祖父母は、母子の関係に無関心、あるいは支援しないことが多い。

(7) 慢性疲労家族

子どもの社会適応に向けて子どもにかかわらなければならないことは理解しているが、自立に向けたかかわりがわからなくなる。家族もあきらめの気持ちに陥っている。母親は子どもの対応に疲れを訴えるが、家族の母親への支援は乏しい。

(8) 偽自立家族

母親は、子どもに腫れものに触るような対応であり、家族もお互い本音の話し合いがない。子どもの自立の意味が理解できない。待つ姿勢でかかわるという意味を、子どもの自立を黙って待つと勘違いしている。解決に向けた著しい適応性の低下がある。子どもの情緒は不安定なままである。

参考文献

1　日本精神神経医学会（監修）：DSM-5 精神疾患の診断・統計マニュアル．医学書院、2014．
2　高木俊一郎：小児精神医学の実際．医学書院、1981．
3　米山奈奈子：看護の立場から．NABA（日本アノレキシア・ブリミア協会）（編）；摂食障害問題対応マニュアル．p133～149、2002．
4　鑪幹八郎：アイデンティティの心理学．講談社、1993．
5　杉山登志郎：発達障害としての子ども虐待．子どもの虐待とネグレクト8：202～212、2006．
6　黒田泰弘（監修）：最新育児小児病学．南江堂、2015．
7　日本小児心身医学会編：小児心身医学会ガイドライン集　改訂第2版．南江堂、2015．

附：子どもの心の発達のかかわりのための評価項目と、5段階評価

子どもの心の発達にかかわり、子どもの経過を評価する項目として、

①　身体症状の強さ、
②　陰性感情（不安、緊張など）の強さ・方向
③　認知・社会性（対人過敏など）、そして②、③に影響する
④　家族との関係性、現状を変化させるための
⑤　リハビリの取り組み（別室登校など）の5項目をあげた。

それぞれの評価項目にかかわっている人が、5段階の評価を行うことで、子どもの経過が判定でき、かかわりの再考に役立つ。家庭、学校、医療機関の連携にも利用できる。

子どもの成長・発達支援のための評価票

1：良～5：悪

□別室など学校への登校（毎日、ときどき）
□適応指導教室（毎日、ときどき）
□自宅学習
□専門相談者・機関への受信あり
□薬物治療あり

□親子の（感情の）コミュニケーションの問題
□虐待（心理的など）
□単親家庭・内縁
□夫婦不和・DV
□親の精神疾患
□親の人格問題
□親の発達障害
□その他、家庭内関係性の問題（嫁姑など）
□経済問題

□身体症状なし
□不定愁訴あり
□心身症の診断あり
□発達障害の診断あり

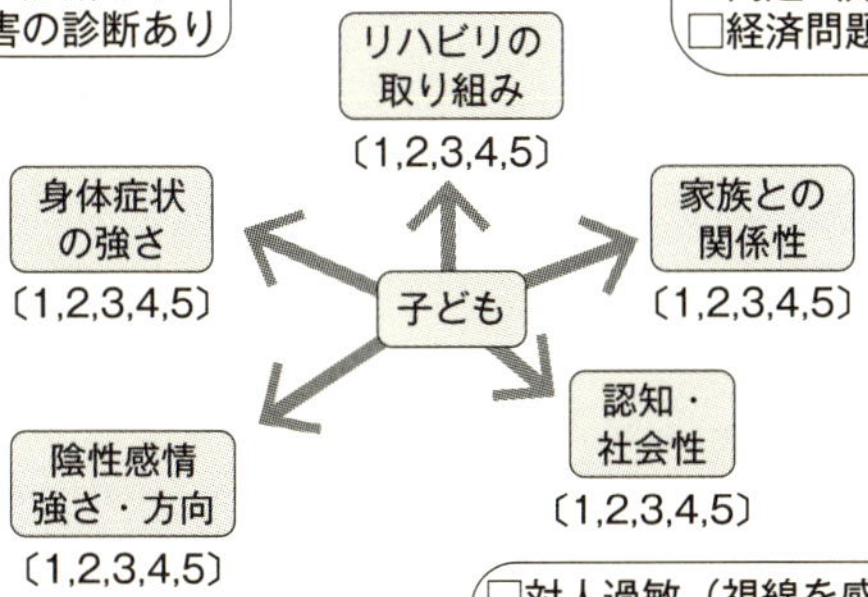

□うつ、不安、緊張
□いらだち、怒り
(□資格自分に　□親に
□学校に　□友人に)

□対人過敏（視線を感じる、気を遣う）
□否定的自己認知（自信がない）
□強迫（柔軟性のなさ）
□自己主張が少ない
□退行
□自立の傾向

まとめと今後の方針【総合評点：　　　　　】

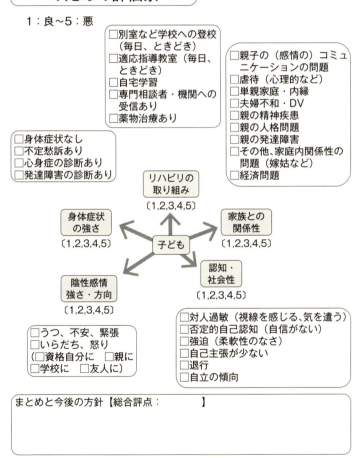

おわりに——子どもに学ぶ——

子どもに個性があることは皆が認めていることである。そうであれば、子どもの個性を知って、その子どもが社会で自信をもって生きることができるように心を育むのが大人の責任である。

子どもの個性を知る時間や場所は、子育ての過程であり、教育の過程である。子どもの個性を知るためには、子どもの気持ちに共感し、傾聴し、子どもを支え、子どもの心の発達を待つことを基本に、子どもに寄り添っていかなければならない。

子どもは、いつ、いかなる時も、一生懸命生きている。子どもは、時に不登校など心の問題で、親に、大人に、心の発達に必要なものを気づかせようとしており、それに気づくことこそが大切である。心の発達の栄養素は、安心、安全、信頼である。栄養素の豊富な心理的環境を作ることが大人の役割である。

【著者紹介】
二宮恒夫（にのみや　つねお）
1971年徳島大学医学部医学科を卒業
徳島大学名誉教授
徳島大学病院「子と親のこころ診療室」にて診療
(平成28年3月まで)
著書「子どもに学ぶ (1) 子どもの作品からのメッセージ」
　近代文芸社

子どもに学ぶ（3）
不登校―気持ちを聴いて、わかって、子どもの届かない声―

発行日	2017年 4 月11日　初版第一刷
著　者	©二宮　恒夫
発行人	七海　英子
発行所	株式会社 医学出版社
	〒113-0033 東京都文京区本郷 3-16-6-802 電話(03)3812-5997・FAX(03)3868-2430 http://igakushuppansha.web.fc2.com/
装　丁	辻野　淳晴
イラスト	渡辺　健
印刷・製本	株式会社 メデューム

落丁・乱丁本はお取替えいたします
ISBN978-4-87055-137-4